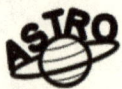

Crónicas de un Vegetariano

Ramael Sosa

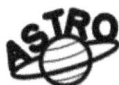

Crónicas de un Vegetariano

Primera Edición
Editorial Astro, 2011

Cuidado de la Edición: *Ehima Sosa*
Diseño de la Cubierta: MOSH - www.somosmosh.net
Diseño interior: *Equipo Editorial Astro*

Comentarios sobre la edición y contenido de este libro a:
editorialastro@gmail.com

Ramael Sosa E2323, 8305 North West, 27 Street, Suite 113
Miami Florida – 33122

ISBN: 9929811605
ISBN-13: 978-9929811607

Impreso en Estados Unidos.

ACERCA DEL AUTOR

Ramael Sosa (Guatemala, 1981) es un ovo-lacto-vegetariano, que durante toda su vida ha amado los buenos hábitos de alimentación. Es Ingeniero en Administración, con Postgrado en Planeación y Administración de la Calidad, Maestría en Administración Hospitalaria y una gran pasión por contar sus vivencias como vegetariano.

Ramael se ha preocupado por investigar y aprender cómo el ser humano puede mantenerse saludable, y cómo en la actualidad, la ingesta de alimentos no naturales está afectando grandemente a la sociedad, ocasionando enfermedades crónicas y afectando nuestra calidad de vida.

Con el libro: "Crónicas de un Vegetariano", hace consciencia a las personas de la ventaja que una dieta natural aporta a nuestro organismo. "El ser humano debe de cuidar el templo que el creador nos otorgó en esta maravillosa vida".

Dedicado a todas las personas,
que buscan en la vida,
estar saludables

ÍNDICE

AGRADECIMIENTOS

Crónicas de un Vegetariano ha sido un proyecto muy especial, que salió a la luz gracias al apoyo de muchas personas valiosas.

En primera instancia, agradezco a Dios, por haberme hecho vegetariano desde el día que nací y haberme dalo la creatividad para escribir este gran libro.

A mi padre, Duncan Sosa, a mi madre, Clara Morales, a mi hermana, Ehima Sosa, por su valiosa contribución en la corrección del contenido, a mi hermano, Kheirael Sosa y a mi abuela, Zoe Arias; por todo su apoyo, por ser los primeros en leer el libro y dar sus primeros comentarios.

A mi novia, Yulissa Bolívar por su paciencia, apoyo y cariño en este proyecto. A su hermano, Roberto Bolívar, el gran carnívoro. A su madre Isolina García.

Al equipo de diseñadores en MOSH, por el tiempo y esmero que dedicaron en la creación de la portada.

1

5:00 AM

Es hora de levantarse

La alimentación de los hombres superiores
está basada en frutas y raíces crudas.

MIGUEL DE CERVANTES

Suena la alarma del celular a las 5:00 AM y todos los sueños se desvanecen. Es hora de levantarse, hoy es un día muy especial. He aprendido con el tiempo que los primeros diez minutos después de despertarse son importantes en el resto del día.

Me levanto y empiezo a agradecer por una oportunidad de vida, por la salud que mi creador me ha dado, por mi familia, por mi vida, por mi novia, por todos mis amigos y por mi querido país.

"Te entrego mi vida en este día, Dios, para que se haga tu voluntad y no la mía. Te agradezco por este nuevo día

y por ser hoy 24 de diciembre, un día lleno de amor, felicidad y fraternalidad."

Al terminar mi oración me pasan por la mente todas las actividades que tengo planeadas para el día: ir al gimnasio, desayunar con Julie, ir a almorzar con mi amiga la Doctora, ir al convivio de la empresa de Julie y pasar la navidad con mi familia.

Me preparo para ir al gimnasio: me coloco pants, playera para hacer ejercicio, los tenis especiales para correr, alisto mi maletín con mi toalla y mi pachón. No salgo de mi casa sin antes tomarme un vaso lleno de agua pura al tiempo y comerme una fruta.

Todos los días hago el ritual de tomarme un vaso con agua pura. Me imagino que el agua que voy a tomar es purificada con las mejores energías que rejuvenecerán todo mi organismo cuando la ingiera.

Ya son las cinco y media de la mañana. Al salir de mi casa veo que el sol se está despertando, emitiendo sus primeros destellos de luz. Agradezco a todas las plantas del jardín por un nuevo día y al señor Sol por darnos luz y energía para el día. **"Señor Sol, llena de energía todo mi ser."**

Salgo de mi casa. Lo primero que hago es decir "Angel de la guarda de mi dulce compañía, no me desampares ni de noche ni de día, ya que sin su guía yo me perdería."

Empiezo a caminar para calentar. Veo a una joven de aproximadamente treinta años de edad, bien arreglada formalmente para el trabajo, va corriendo para llegar temprano.

Inmediatamente se me atraviesa por la mente lo que decía mi amiga Carolina, compañera de la universidad, "Yo hago ejercicios todos los días cuando corro para ir al trabajo". Es relativo para cada persona lo que es hacer ejercicio.

Considero que la mente comprende el mensaje, si es hora de hacer ejercicios se prepara para la actividad. Si es momento de ir al trabajo, se prepara para ir al trabajo. Salir corriendo al trabajo no es hacer ejercicios.

Sigo caminando para seguir el calentamiento, hasta llegar a la quinta cuadra, empiezo a correr despacio. Es un impacto fuerte para el cuerpo que pase de un estado de descanso profundo a exigirle realizar una actividad física.

La ventaja es que el cuerpo se acostumbra a realizar actividades físicas, las cuales son de gran beneficio para tener adecuada condición y excelente salud.

Llevo más de tres años de salir a correr por las mañanas, sé con seguridad que nunca dejaría de hacerlo. Fue un comienzo difícil, ya que pensaba que practicar esta actividad era sólo para los deportistas y para la gente fanática del deporte.

Al probarlo por primera vez, sentí que era un ejercicio diferente, una actividad para liberar estrés, para tranquilizar la mente, para compartir con uno mismo, para respirar profundo aire puro y para sentir la naturaleza que nos rodea en el camino.

Termino mi calentamiento y es hora de empezar a correr. Empiezo poco a poco, hasta llegar a la intensidad que me gusta. Cuando el cuerpo siente que no da más, es cuando hago el esfuerzo para correr con más intensidad.

Esta mañana dispuse correr solamente cinco kilómetros. Aprovecho al máximo las sensaciones de liberación, agitación y relajación que me produce correr.

Termino mi rutina veinte minutos después. Cinco cuadras antes de llegar al gimnasio, bajo el ritmo. Empiezo a correr más despacio y luego a caminar.

El gimnasio Muscle&Fitness queda a siete cuadras de mi casa. Es un gimnasio que tiene tres niveles, con un área de cincuenta metros cuadrados por nivel. En el primer nivel está el acceso principal, la pista de baile, la de aeróbicos y el área de las máquinas para hacer ejercicio cardiovascular. En el segundo nivel, el área más grande la ocupa los aparatos de esfuerzo y pesas, también está ubicada el área de spinning. El tercer nivel abarca el área de aparatos de esfuerzo y pesas.

2

6:00 AM

Platiquemos de vegetarianismo con el Doctor Mario Palacios

> Los animales sienten, como los hombres,
> alegría y dolor, felicidad e infelicidad.
>
> CHARLES DARWIN

Al entrar al gimnasio me encuentro con mi buen amigo, el Dr. Mario Palacios, odontólogo, jubilado del servicio social, quien sigue siendo productivo porque actualmente atiende su clínica privada.

— Que tal Doc. ¡Feliz Navidad! ¿Cómo está?

— Muy bien, Rafa, acá aprovechando al máximo el día y viniendo a entrenar, porque van a cerrar el gimnasio por tres días a partir de hoy.

— Entonces, aprovechemos este día, Doc. ¿Cuénteme, qué es lo que hacen en su casa para estas fechas?

— En mi casa es alegre en estas fechas. Por tradición en mi familia, hoy matamos un cerdo y lo cocinamos. Lo disfrutamos entre toda la familia, somos aproximadamente veinticinco personas las que nos reunimos en la noche del 24.

— La tradición en Guatemala es comer tamales o pavo, ¿por qué ustedes comen cerdo?

— Esa es la costumbre, en nuestra familia nos encanta comer cerdo y todos los productos derivados. Al cerdo se le puede aprovechar todo, además, es una carne nutritiva, suave y deliciosa. Con mi esposa preparamos también chicharrones y carnitas, ¡son para chuparse los dedos!

— Me imagino, Doc. que hoy tienen bastante trabajo en su casa.

— Por eso sólo voy a hacer una hora de ejercicios. Entré hace quince minutos al gimnasio.

— ¡Entró temprano! Cuénteme Doc. ¿a todos en su familia les gusta comer carne de cerdo?

— A todos nos encanta. El gusto por comerla ha pasado de generación en generación. Ahora que recuerdo hay alguien rara en mi familia, a mi hija Rachel no le gusta comer carne roja, ni carne blanca ni todo lo que es de origen animal. Algo malo ha de estar pasando en su organismo porque se la pasa comiendo verduras y frutas.

— Qué interesante que no le guste comer carne. ¿Le ha preguntado porqué no le gusta?

— Mi hija, desde pequeña vomitaba toda la carne que le dábamos. Ahora que tiene veintidós años ya decide por sí misma y prepara sus alimentos. Ya le hemos dicho de todos los beneficios que provee al organismo comer carne, pero ella se rehúsa a hacernos caso. ¡Es tanta su insistencia en su dieta de verduras que se hace llamar vegetariana!

— Me interesaría conocer a su hija, para mí no es una persona rara.

— En la familia sentimos extraños sus problemas alimenticios y sus creencias raras. De nosotros no pudo tomar ningún mal ejemplo. La amamos mucho, pero sentimos que es muy diferente a todas las demás personas, quienes por ser vegetariana les dice una frase. No recuerdo exactamente cómo es, pero dice algo sobre no comerse a los amigos, los animales, o algo así.

— Ya sé cuál es Doc.: "Los animales son mis amigos y yo no me como a mis amigos", fue dicha por George Bernard Shaw.

— ¿Usted cómo sabe esa frase? Es igual a la que dice mi hija.

— Fíjese, Doctor, que yo también soy vegetariano, específicamente soy ovo-lacto-vegetariano.

— ¡Me sorprende, Rafa! Tanto tiempo de conocernos y no sabía que usted era igual de raro que mi hija, jajajaja. No lo puedo creer. Pero usted no se mira tan delgado como ella.

— Lo que pasa es que la alimentación vegetariana debe estar balanceada para que provea todas las proteínas y nutrientes que necesita el ser humano para sustituir por completo a la carne. Se puede estar bien nutrido sin necesidad de consumir algún producto de origen animal.

— ¿Qué es eso de ser ovo-vegetariano?

— Ovo-lacto-vegetariano

— Sí, eso que dijo.

— Somos las personas que no comemos carne de ningún tipo, entiéndase por carne, no sólo las carnes rojas, sino toda la que es de procedencia animal, ni mariscos. Pero sí consumimos huevos, leche de vaca y sus derivados.

— ¿Pescado no come?

— No, nada de pescado, ni animales procedentes del mar.

— ¿Come pollo? Eso no es carne.

— No, tampoco como ningún tipo de ave, nada de carne blanca.

— ¿Come culebra? Jajaja.

— Esas me imagino que ni usted se las come.

— Esas son ricas asadas, saben como a la carne de pollo, bueno, usted no puede tener idea de a qué saben, porque ni siquiera ha probado la carne de pollo. ¿Ha probado aunque sea un pedazo de carne?

— Sí, he probado mínimas cantidades para distinguir los tipos de carne que hay. No puedo consumir un pedazo grande, ya que mi organismo no está acostumbrado a consumirla. Si lo hago, me enfermaría e intoxicaría.

— No sabe de lo que se está perdiendo, ¡No hay como saborear un rico bistec de puro lomito, cocinado a término medio! Realmente se está perdiendo de los manjares de la vida.

— ¿Sabe qué dijo Albert Einstein sobre la dieta vegetariana?

— No sabía que él también estaba en ese bando.

— Dijo: "Nada beneficiaría más a la salud humana, que la evolución hacía una dieta vegetariana".

— Sí, pero el hombre nació para comer carne y los animales fueron creados para eso.

— Fíjese que la Biblia dice, en Romanos XIV, 20: "No destruyas la obra de Dios por causa de la comida".

— Disculpe mi insistencia, pero comer carne es lo más rico que hay.

— Sabe qué dijo Kim Bassinger, actriz estadounidense sobre esto: "Si pudiéramos sentir el sufrimiento animal, no lo pensaríamos dos veces, nos haríamos vegetarianos. Todos los animales criados para comérselos, sienten cuando los van a matar, son seres que viven con miedo a la muerte porque tarde o temprano van a ser sacrificados".

— Ese es buen punto, ahora hay métodos más avanzados para que no sientan dolor al momento de ir al matadero.

— Dígame, Doc.: ¿Usted mataría con sus manos a todos los animales que quiere comerse?

— La verdad no lo haría con mis manos, para eso están los carniceros. Nosotros sólo compramos la carne ya lista para cocinarla.

— Lamento decirle, Doc., que es lo mismo. Si todos tuvieran que matar a los animales que desean comerse, nadie lo haría con sus propias manos.

— Respeto su punto de vista, pero así me educaron, estoy acostumbrado a comer carne todos los días. Haré la prueba de dejar de comer carne unos días para ver si lo soporto y le cuento cómo me va.

— Ese sería un buen comienzo, ponga mucha atención en todas las sensaciones y todos los cambios que va a experimentar al dejar de comer carne.

— Lo haré y le contaré mi gran travesía. Todavía no creo lo que le estoy proponiendo, pero por la amistad que tenemos lo haré, solo déjeme disfrutar estos días de fin de año y le cuento cuando empiece a hacerlo el otro año.

— Me parece, Doc., me cuenta su aventura. Qué le parece si empezamos a hacer nuestra rutina del gimnasio, porque ya se está haciendo tarde, ya pasaron más de treinta minutos de las seis.

— Sí, Rafa, vamos a hacer ejercicios.

Hoy me tocaba mi rutina de pesas para ejercitar las piernas y los hombros. Fue una plática enriquecedora la que tuvimos con el Doc., espero que haga la prueba de dejar de comer carne por unos días.

Es chistoso, pero ya me acostumbré a que las personas que se enteren que soy vegetariano y me pregunten: ¿come carne? ¿pescado no come? ¿y mariscos come? ¿pero pollo, eso sí come? ¿si no come nada de eso, entonces qué come?, ¿cómo sustituye a la carne? ¡No sabe de lo que se está perdiendo!, ¡La carne es lo más rico que hay!, ¡No imagino mi vida sin comer carne!, ¡Los nutrientes de la carne no pueden ser sustituidos por otros alimentos!

Antes me enojaba que me preguntaran siempre lo mismo, con el tiempo comprendí que cada persona vive su realidad y es extraño ver a alguien que no come lo mismo que la gran mayoría de personas.

Mejor hice solo treinta minutos de ejercicio para terminar a las siete, ya que a las ocho de la mañana tengo el desayuno con Julie y debo alistarme.

3

7:00 AM

Descubramos frases vegetarianas famosas

> Nada beneficiaría más a la salud humana
> que la evolución hacia una dieta vegetariana.
>
> ALBERT EINSTEIN

Salgo del gimnasio para estar a las ocho en punto en la cita. Me regreso caminando a mi casa dispuesto a arreglarme para el desayuno que tengo a las ocho.

Al llegar a mi casa disfruto de una ducha. No hay nada comparado a bañarse con agua fría después de una buena rutina de ejercicios.

Mientras me ducho recuerdo la conversación que tuve con el Doctor y me surgen varias preguntas: ¿Será que es beneficioso contarle a las personas que soy ovo-lacto-vegetariano? ¿Será que todas las personas que comen carne son conscientes de que se están comiendo un bocado de nuestros amigos que Dios nos dejó en este bello planeta? ¿De qué forma puedo contarles a todos los que conozco, que ser vegetariano es bueno para el ser humano?

Pasan muchas preguntas y pensamientos por mi mente. Se me ocurre una buena idea: con el tiempo he aprendido varias frases sobre personas famosas que han sido vegetarianas. Voy a investigar en la red sobre otras frases de famosos vegetarianos, que hayan dicho a través del tiempo. Las voy a imprimir y aprovecharé este día tan especial, en el que uno convive con tantas personas, para compartirlas.

Han pasado ya veinte minutos de las siete, por lo que me apresuro a alistarme para tener tiempo de buscar la información que quiero en la red. Este va a ser mi aporte de fin de año: contarle a todos, los beneficios de ser vegetariano por medio de frases famosas.

Listo. Ya estoy arreglado. Aprovecharé la tecnología para cumplir con mi nuevo objetivo. Enciendo la computadora e inició el explorador.

Escribo en el buscador: "Frases de famosos vegetarianos". Aparecen varias páginas relacionadas con el tema.

Son muchas las personas en el mundo que también comparten mis creencias.

Encuentro una página que tiene las mejores citas célebres de vegetarianos famosos; me doy cuenta que hay escritores, filósofos, poetas, novelistas, matemáticos, pintores, físicos, actores y cantantes. Han dejado sus creencias plasmadas en palabras sabias.

La frase que más me llamó la atención fue la que pronunció Pitágoras, filósofo y matemático griego: "Una dieta vegetariana proporciona energía pacífica y amorosa, y no sólo a nuestro cuerpo; sino sobre todo, a nuestro espíritu". También encontré la siguiente: "Oh, compañeros, no den a sus cuerpos comida pecaminosa. Tenemos maíz, manzanas y uvas que doblan las ramas con su peso. Existen hierbas dulces y vegetales que pueden ser cocinados y suavizados con el fuego, y a ustedes no se les raciona ni la leche ni la miel. La Tierra nos da una inmensa cantidad de riquezas de inocentes alimentos y nos ofrece banquetes que no involucran derramamientos de sangre ni matanzas. Sólo las bestias satisfacen su hambre con carne, y ni siquiera todas ellas".

Lucio Anneo Séneca, Filósofo y escritor Hispanorromano, dijo: "Al cabo de un año de haber dejado de comer carne, mis nuevos hábitos me proporcionaron placer y deleite. Además me parece que se ha venido desarrollando mi capacidad intelectual".

El famoso Novelista Ruso, Leon Tolstói dijo: "Si un hombre aspira sinceramente a vivir una vida más amorosa y espiritual, su primera decisión debería ser la de abstenerse de matar y comer animales". También dijo: "El movimiento vegetariano debe llenar de alegría las almas de aquellos que tienen el corazón, la realización del Reino de Dios en la Tierra". Por último me gustó la siguiente: "Por matar animales para alimentarse, el hombre suprime innecesariamente su capacidad espiritual más grande, aquella de simpatía y piedad hacia las criaturas vivas como él mismo, y por violar sus propios sentimientos se vuelve cruel.

El pintor, escultor, científico, ingeniero, inventor, anatomista, arquitecto, músico, poeta, filósofo y escritor Italiano, Leonardo Da Vinci, afirmó: "Llegará un tiempo en que los seres humanos se contentarán con una alimentación vegetal y se considerará la matanza de un animal como un crimen, igual que el asesinato de un ser humano". También dijo: "Verdaderamente el hombre es el rey de las bestias, pues su brutalidad sobrepasa la de aquellas. Vivimos por la muerte de otros: ¡Todos somos cementerios!". Y me pareció esta: "Yo renuncié a comer carne cuando era joven y llegará el tiempo en que los hombres condenarán, como yo, al asesino de animales del mismo modo como se condena al asesino de hombres".

El Conde Maurice Maeterlinck, dramaturgo y ensayista belga, dijo: "Comer carne endurece y embrutece al hombre. Comer frutos lo espiritualiza". "Si se generaliza algún día la creencia de que el hombre puede dejar de comer carne, no sólo se provocaría una gran revolución económica, sino un mejoramiento moral".

Francisco de Asís, santo italiano, fundador de la Orden Franciscana, dijo: "¿Cómo podéis asesinar y devorar despiadadamente a esas adorables criaturas que mansa y amorosamente os ofrecen su ayuda, amistad y compañía?".

Siddhartha Gautama Buda, fundador del dharma budista y el hinduismo, dijo: "Amad a todo ser viviente y pacificad vuestros espíritus dejando de matar y comer animales; he ahí la verdadera prueba de religiosidad, pues el verdadero sabio y hombre de Dios no sólo no matará ni comerá a ninguna criatura, sino que amará, conservará y potenciará la vida en todas sus manifestaciones".

El naturalista inglés, Charles Darwin, dijo: "El amor hacia todas las criaturas vivas es el atributo más noble del hombre". "Los animales sienten, como los hombres: alegría y dolor, felicidad e infelicidad".

Miguel de Cervantes Saavedra, novelista, poeta y dramaturgo español, dijo: "La alimentación de los hombres superiores está basada en frutas y raíces crudas".

Isaac Bahevis Singer, escritor judío, dijo: "La gente suele decir que los animales siempre han comido animales, como si esto fuese una justificación para continuar esta costumbre. Siguiendo esta lógica, no deberíamos intentar impedir que alguien mate a otra persona, puesto que eso también se ha venido haciendo desde el principio de los tiempos". "Ser vegetariano es hasta cierto punto no estar de acuerdo con el curso de las cosas hoy día. Hambruna, hambre mundial, crueldad, desperdicio, guerras -debemos hacer una declaración sobre estas cosas-. El vegetarianismo es mi declaración. Y creo que es una muy buena".

Albert Schweitzer, médico, filósofo, teólogo protestante y músico franco-alemán, Premio Nobel de la Paz, dijo: "Debemos luchar contra el espíritu de inconsciencia cruel con la que tratamos a los animales. Los animales sufren tanto como nosotros. La verdadera humanidad no nos permite imponerles tales sufrimientos. Es nuestro deber hacer que todo el mundo lo reconozca. Hasta que no extendamos nuestro círculo de compasión a todos los seres vivientes, la humanidad no encontrará la paz". "Cuando los animales soportan agonías inimaginables por parte de los hombres sin corazón, cuando hay tanto maltrato a los animales, nadie debería ser indiferente, nadie debería permitir, si es que puede impedirlo, este dolor y este sufrimiento. Un hombre ético no desgarra la hoja del árbol ni corta la flor, y es cuidadoso para no destruir un insecto al caminar".

Henry David Thoreau, escritor, poeta y filósofo estadounidense, dijo: "No tengo duda de que es parte del destino de la raza humana, a lo largo de su gradual proceso, abandonar la ingesta de animales, tal como las tribus salvajes han dejado de comerse mutuamente cuando entraron en contacto con la civilización".

Henry Salt, artista, diplomático, retratista y naturalista inglés, dijo: "Sugiero que a medida que el hombre se vaya humanizando verdaderamente, no por las escuelas de cocina, sino a través de las escuelas de pensamiento, abandonará el bárbaro hábito de sus antecesores carnívoros y progresará gradualmente hacia un sistema dietético más puro, más simple, más humano y, por lo tanto, más civilizado".

El doctor hindú Rajendra Prasad, dijo: "La única manera de escapar a la mentalidad que produjo la bomba de hidrógeno, es cultivar el respeto por toda la vida, la vida en todas sus formas, bajo todas las condiciones. Esto es sólo otro nombre para el Vegetarianismo".

Franz Kafka, escritor checo, dijo: "Ahora puedo mirarlos en paz, puesto que ya no los como más (parado frente a un acuario)".

Benjamin Spock, pediatra estadounidense, dijo: "Los niños que crecen con nutrición de alimentos vegetales en lugar de carnes tienen una ventaja de salud tremenda".

Albert Einstein, físico de origen alemán, dijo: "Nada incrementaría tanto la posibilidad de supervivencia sobre la Tierra como el paso hacia una alimentación vegetariana". "Ya sólo con su influencia física sobre el temperamento humano, la forma de vida vegetariana podría influir muy positivamente sobre el destino de la humanidad".

George Bernard Shaw, escritor irlandés, ganador del Premio Nobel de literatura, dijo: "Se hizo vegetariano a los veinticinco años; una vez le preguntaron qué hacía para volverse tan juvenil y él respondió: Yo aparento la edad que tengo, son los otros que se ven más viejos, pero ¿Qué se puede esperar de gente que se alimenta de cadáveres?".

Thomas Alva Edison, empresario y prolífico inventor estadounidense, dijo: "Soy un apasionado vegetariano y abstemio, porque así puedo hacer mejor uso de mi cerebro". "La no violencia lleva a la más alta ética, lo cual es la meta de la evolución. Hasta que no cesemos de dañar a otros seres vivos, somos aún salvajes". "El modo de valorar el grado de educación de un pueblo y de un hombre es la forma como tratan a los animales".

Francois Marie Arouet, más conocido como Voltaire, escritor, historiador, filósofo y abogado francés, dijo: "Es increíble y vergonzoso que ni predicadores, ni moralistas eleven su voz contra la bárbara costumbre de asesinar animales y además comérselos".

Georges Louis Leclerc, naturalista, botánico, matemático, biólogo, cosmólogo y escritor francés, dijo: "El hombre puede vivir sólo consumiendo vegetales; sin embargo, la naturaleza entera no es suficiente para satisfacer su desenfreno y la absurda variedad de su apetito. El hombre por sí mismo consume y devora más carne que todos los otros animales juntos y no por necesidad, sino como una forma de abuso".

Émile Zola, escritor francés, dijo: "El destino de los animales está indisolublemente unido al destino del hombre".

John Harvey Kellogg, dijo: "Una vaca o una oveja que yacen muertas en un prado son consideradas carroña. ¡El mismo cadáver en una carnicería se considera comida!".

Mahatma Gandhi, abogado, pensador y político hindú, dijo: "No considero necesario que el hombre coma carne en ningún lugar y en ningún clima en los cuales pueda vivir de ordinario un ser humano. Sostengo que comer carne es inadecuado para nuestra especie". "Siento que el progreso espiritual nos demanda que dejemos de matar y comer a nuestros hermanos, criaturas de Dios, y sólo para satisfacer nuestros pervertidos y sensuales apetitos. La supremacía del hombre sobre el animal debería demostrarse no sólo avergonzándonos de la bárbara costumbre de matarlos y devorarlos, sino cuidándolos, protegiéndolos y amándolos. No comer carne constituye sin la menor duda una gran ayuda para la evolución y paz de nuestro espíritu".

Es sorprendente la cantidad de personas que han dejado un legado en la vida por medio de su creencia en una dieta vegetariana. De todas las frases que encontré en la red, seleccioné las que dan el mejor mensaje al ser humano.

Este día me concentraré en difundir con mis amistades, el legado que han dejado todos estos personajes famosos.

Ya son las siete y cuarenta, por lo que me preparo para ir al restaurante especializado en comida mexicana, llamado México Picante, en donde me espera Julie.

¡Ya está sonando mi celular! Me imagino que es Julie, para contarme que ya está en el restaurante.

— Aló, hola mi amor, ¿cómo estás?

— Bien, muy bien. Te llamo para contarte que voy en camino a nuestra reunión, también para preguntarte si es posible que nos acompañe una amiga, ya que me suplicó que nos viéramos el día de hoy. ¿Te parece?

— Me parece, vamos a conocer a tu amiga. Nos miramos a las ocho.

— Sí, mi amor, ahora paso a recoger a mi amiga a su casa y llego en unos minutos al restaurante, adiós.

— Adiós, con cuidado.

4

8:00 AM

Desayuno con una carnívora

En mi mente, la vida de un cordero
no es menos preciada, que la de un ser humano.

MAHATMA GANDHI

Llegué temprano al restaurante, son las ocho y dos minutos, eso me da oportunidad de escoger la mesa que más me guste.

El restaurante es amplio y acogedor. Tiene dos niveles, la iluminación tenue, da la sensación de tranquilidad. Todo el lugar está decorado con adornos al estilo mexicano.

Cada mesa tiene su lámpara con la pantalla en forma de canasta de mimbre. Las sillas son de madera rústica forradas con cuero. En el primer nivel, al centro hay una fuente, cuya caída de agua está formada con piedras volcánicas.

El bar del restaurante se encuentra al lado izquierdo de la entrada principal, parece un panal fabricado con divisiones de madera, las cuales tienen espejos en el fondo, su altura es de aproximadamente tres metros, siendo la parte más sobresaliente del lugar.

El segundo nivel no cubre todo el restaurante, ya que cuenta con un vestíbulo amplio. Es de admirar las gradas con peldaños de madera y pasamanos de hierro forjado con apariencia oxidada.

Me llamó la atención una mesa que se encuentra en el primer nivel, ubicada en la esquina opuesta al bar. Es grande y redonda. Tiene iluminación más tenue que las demás y tiene vista hacia la parte frontal del restaurante.

Escojo esa mesa. Le pido al mesero el periódico del día para entretenerme en lo que viene Julie y su amiga.

Son ya las ocho y diez minutos, a lo lejos diviso que están entrando por la puerta principal. La mesa donde me senté esta fuera de su vista, les hago señas para que me ubiquen.

¡Ya me vieron! Cada vez que miro a mi Julie me asombro de lo radiante que es, su elegancia para vestir y el rico olor a perfume.

— ¡Hola, Julie! Qué bueno verte de nuevo, te ves preciosa.

— Hola, Rafa, igualmente a ti, qué alegre que nos reunamos a desayunar en este día tan bello. Aprovecho para presentarte a mi querida amiga Joanne, ella es compañera de estudio en mi maestría.

— Mucho gusto, Joanne, soy Rafael. Bienvenida. ¡Tomen asiento!

— ¿Encontraron tránsito camino al restaurante?

— Sí, encontramos bastante, ha de ser por el día, hoy todos salen de compras, o a juntarse con familiares y amigos. Fíjate que pasé a traer a Joanne. Ya me había dicho en varias ocasiones que saliéramos a desayunar y platicar, pero nunca había tenido tiempo. Aproveché esta ocasión para ello.

— Te agradezco, amiga, porque hoy no quería quedarme sola en casa toda la mañana, qué mejor que compartir con ustedes.

— Qué les parece si ordenamos. Ya le había pedido los menús al mesero.

— ¿Qué se te antoja a ti, Rafa?

— Anteriormente había visto el menú y se me antojó un desayuno típico, el que incluye dos huevos, frijoles volteados, plátanos fritos, crema y jugo.

— ¿Y tú, Julie, qué vas a ordenar?

— Desde el camino he estado pensando en un rico desayuno de panqueques con miel de abeja. Eso es lo que voy a pedir.

— ¿Y usted, Joanne, qué se le antoja ordenar?

— De todos los desayunos del menú, quiero el desayuno de huevos estrellados montados en carne asada, que incluye frijoles volteados, chorizo y jugo.

— Ya que todos tenemos nuestras opciones, entonces llamemos al mesero.

— Mesero, ya vamos a ordenar.

— Con gusto, ¿Qué les sirvo?

— Un desayuno típico, un desayuno de panqueques y uno de carne asada, todos con el jugo y el café que incluyen, por favor.

— Con gusto. En un momento vendrá su orden.

— ¿A ustedes no se les antoja un buen pedazo de carne en el desayuno?

— Fíjate, Joanne, que Rafa me está convirtiendo en vegetariana, estoy ingresando a su mundo en donde no hay carne. Me está costando dejarla, ahora ya no como carne roja, solo pollo y pescado. Poco a poco me la he ido quitando. Lo que si me cuesta dejar de comer son los mariscos, ya que son mi predilección.

— Me sorprendes, Julie, llevamos más de un año de conocernos y no me habías contado.

— Discúlpame, Joanne, pero es algo que estoy haciendo como meta personal, como todavía no soy totalmente vegetariana, no lo he divulgado aún.

— Usted, Rafa, ¿siempre fue vegetariano?

— Debo confesarle, Joanne, que con orgullo toda mi vida he sido vegetariano, específicamente soy ovo-lacto-vegetariano.

— ¿Qué significa todo eso? Es un título muy largo.

— Que no como carne de ningún tipo, pero sí tomo leche, derivados de la leche y huevos.

— ¿Come pescado?

— No, no como pescado, de ningún tipo.

— ¿Come mariscos?

— Tampoco, nada de mariscos, ni ningún animal proveniente del mar.

— ¿Pero los ha probado?

— Sí he probado algunos, pero no me gustan, ni estoy acostumbrado a comerlos.

— ¡No sabe de lo que se está perdiendo, Rafa! Tan rico que es comerse un ceviche mixto. Mmmmmm. ¿Come pollo?

— No como nada de carnes blancas.

— ¿Entonces, qué come?

— Toda clase de platillos que comen todas las personas, pero sin carne. Sustituyo la carne con otro tipo de alimentos que proveen la proteína y nutrientes necesarios para el cuerpo; como la soya, alimentos hechos a base de la soya, semillas, granos, legumbres, toda variedad de verduras y frutas.

— ¿Entonces es vegetariano desde que nació?

— Hoy sí te has mandado con todas tus preguntas, amiga, como que nunca habías conocido a alguien así.

— La verdad que no, es algo nuevo para mí. Pensé que todos comíamos lo mismo.

— Soy vegetariano desde que di mi primer respiro. Toda mi vida lo he sido y créame que se siente bien serlo.

— ¿En toda su vida no le ha llamado la atención probar la carne?

— Sí la he probado, pequeños pedazos para saber el sabor que tiene, pero como le digo, no me gusta y le hace mal a mi organismo.

— ¿Discúlpeme tanta preguntadera, pero por qué es vegetariano?

— Esa es una buena pregunta, le comento que tengo tres razones principales por la que soy vegetariano: La primera es por salud y para mantenerme joven. La segunda razón es porque respeto la vida de mis amigos los animales; como dijo George Bernard Shaw "Los animales son mis amigos, yo no me como a mis amigos". Y la tercera razón es por la purificación que tiene el cuerpo, la mente y el alma al no ingerir animales muertos.

— De que se mira joven, sí se lo creo, pero eso de no comerse a los animales no lo creo, porque fueron creados para reproducirse y comérnoslos. No hay nada de malo en eso, es parte de la naturaleza.

— Entiendo su punto de vista y lo respeto. Déjeme comentarle una frase que dijo Leonardo Da Vinci hace muchos años: "Llegará un tiempo en que los seres humanos se contentarán con una alimentación vegetal y se considerará la matanza de un animal como un crimen, igual que el asesinato de un ser humano". En realidad estamos matando a seres creados por Dios que no necesariamente fueron creados para comérnoslos, sino para respetarlos y quererlos. Cada animal tiene su función en el ciclo reproductivo de la vida.

— Es bien profundo su punto de vista. Lo deja a uno en qué pensar. No será nada fácil, pero lo tomaré en cuenta. Y tú, Julie, ¿Qué piensas de todo esto?

— Yo no te puedo decir una frase famosa, porque no la sé, pero si puedo dar un ejemplo: Al dejar de consumir carnes, logré que se me quitaran las espinillas, que siempre me salían en la cara. Voy a seguir intentándolo día a día hasta quitármela por completo.

— A toda esta plática, ya no trajeron la comida. ¡Ya tengo hambre!

— ¡Mesero!, ¡Mesero! Ya volteó a ver.

— ¿Y qué pasó con los desayunos?, ya se nos secó la boca de tanto platicar y el estómago es el que está comenzado a platicar.

— No se preocupen, ahora les traigo su comida. Se atrasó el chef. Mil disculpas.

— Nunca se habían tardado tanto, ya son las ocho y media.

— Ahí viene la comida, al fin.

— Aquí están sus platos. ¿El desayuno de carne asada para quién es?

— Para mí.

— ¿El desayuno típico?

— Ese se queda acá, gracias.

— ¿Y el desayuno de panqueques?

— Es para ella.

— Sí, para mí, gracias.

— Ahora que nos trajeron nuestros desayunos y antes que empecemos a comer, propongo que la invitada diga la oración por los alimentos.

— Con mucho gusto. "Amado Dios, agradezco por este día tan especial que nos has dado, por estar aquí reunida con mis amigos. Te pedimos que bendigas estos alimentos, a quien los preparó y nos den la energía necesaria para nuestro cuerpo. Te agradezco por nuestras vidas y muchas bendiciones para los que no tienen que comer el día de hoy. Amén".

— ¡A comer se ha dicho!

— Pensándolo bien, Rafael, nunca había pasado por mi mente el hecho de que comer carne era algo no natural para el ser humano. Así como a usted lo criaron en el mundo vegetariano, a mi me criaron en el mundo carnívoro. Comer carne es algo que disfruto y me gusta bastante. Soy de las personas que se deleita al comer un delicioso churrasco todos los fines de semana. Si no hay carne en el menú del almuerzo, siento que no hay comida de verdad.

— Comprendo su afición por la carne, Joanne. No sé en qué momento el ser humano decidió ingerir carne. Como es interesante aprender por medio de frases de personas famosas, le comento otra que dijo George Louis Leclerc: "El hombre puede vivir sólo consumiendo vegetales; sin embargo la naturaleza entera no es suficiente para satisfacer su desenfreno y la absurda variedad de su apetito. El hombre por si mismo consume y devora más

carne que todos los otros animales juntos y no por necesidad, sino como una forma de abuso".

— Esa frase está profunda, ¿Quién fue George Louis
Leclerc?

— Fue un naturalista, botánico, matemático, biólogo
y escritor francés, conocido como el conde de Buffon. Su
obra más célebre fue: "Historia natural, general y parti-
cular", un compendio de 36 tomos, que encierra el conocimiento del mundo natural hasta la fecha.

— Sí, fue alguien importante.

— Aportó mucho al mundo con sus estudios. Reto-
mando el tema de si es natural comer carne para todos,
les comento que no a todas las personas las han podido
obligar a comer carne. He conocido a varios amigos que
no les gusta comerla, desde pequeños han sentido aver-
sión por ese alimento. Lastimosamente los padres piensan que son melindrosos y les dan a la fuerza la carne. La
mayoría, cuando ya tiene mayor poder de decisión, esco-
gen dejar de comerla.

— ¿Te acuerdas, Julie, de tu prima Dinna? Ella nos
contó que desde pequeña no le gustaba comer carne, pe-

ro se la daban a la fuerza. Ahora que tiene más de veinte años ya no la consume.

— Sí, me recuerdo. En su casa le decían "La llena de cosas", porque no le gustaba ingerir nada que fuera de origen animal. Ahora que es mayor de edad, come lo que quiere. Ella tiene que cocinar lo que se va a comer. En su familia la siguen molestando, pero ya no la obligan a comer lo que no le gusta. Me contaba que le daba náusea cada vez que comía carnes rojas, sentía desagrado. Como si su cuerpo le hablara y le dijera: "Dinna, no me des de comer carne, me hace mal".

5

9:00 AM

Un nuevo enfoque
que puede tomar la vida

Soy un apasionado vegetariano y abstemio,
porque así puedo hacer mejor uso de mi cerebro.

THOMAS ALVA EDISON

— Y a ti, Julie, ¿cómo te convencieron de ser vegetariana?

— Cuando empecé a conocer a Rafa, nunca imagine que fuera vegetariano. Antes de ser novios me contó que no comía nada de carne. Le hice las preguntas de rutina que la mayoría le hacen: ¿la has probado?, ¿comes pollo?, ¿comes pescado?, ¿comes mariscos?, ¿si no comes nada de eso, entonces qué comes?, ¡De lo que te estás perdiendo!

— Jajajaja. Tienes razón, Julie, esas son las preguntas que siempre me plantean cuando se enteran que no como carne.

— Ahora me siento rara, porque yo también le hice esas preguntas a Rafa cuando me dijo que era vegetariano. Discúlpeme si lo incomodé, pero es algo extraño conocer a alguien así.

— No se preocupe, Joanne, estoy acostumbrado a eso. Antes me enojaba que siempre me preguntaran lo mismo. Ahora veo las cosas de otra forma y me alegro tener la oportunidad de contar mi experiencia y los motivos de porqué soy vegetariano.

— Como te estaba contando, amiga, fue algo raro para mí. Lo que me sorprendió fue que Rafa no se enfermaba, se miraba más joven que los demás. Ahora que lo conozco más, siento que se mantiene en un estado vibratorio diferente. Por esas razones fue que empecé a reconsiderar seguir comiendo carne. Todavía no soy completamente vegetariana, pero te puede decir que se sienten los efectos inmediatamente. Es algo que te lo recomiendo.

— Me alegra por ti. Aparte de lo que me has contado, ¿qué efectos has sentido al dejar de comer carne?

— Me he sentido con más energía todo el día, siento la digestión más tranquila y siento más claridad mental, me gustan más las frutas y verduras. También ha mejorado mi presupuesto, ya que gasto menos al no comprar carne.

— Es difícil, amiga, considerar dejar de comer carne, hay que tener gran fuerza de voluntad para hacer un cambio así. Voy a investigar más sobre el tema y analizaré si es conveniente volverse "gusano", jajajaja.

— Permítanme, voy a pedir la cuenta. Mesero. Nos puede traer la cuenta.

— En un momento, señor.

— Vamos a ver entonces, Joanne, si el otro año se vuelve "gusano". Con gusto la invito a un restaurante vegetariano muy bueno, para celebrar. Hablando de otro tema, ¿Cómo les va en su maestría?

— Fíjate, mi amor, que está interesante lo que estamos viendo. Recibimos una clase de mercadeo internacional.

— Sí, fíjese Rafa que estamos aprendiendo bastante, los profesores son bien preparados y tienen experiencia en el ramo. Lo único es que tenemos muchas tareas que entregar, al sumar el trabajo diario, se vuelve bastante cargada la maestría.

— Lo ventajoso, mi amor, es que solo recibimos una semana llena de clases continua al mes, el resto de las semanas debemos hacer el proyecto que nos dejan en cada una de ellas. Siento que escogimos bien la maestría, ¿Verdad, Joanne?

— Estás en lo cierto, amiga. Además, tuvimos la dicha de conocernos y tener una linda amistad.

— Les agradezco bastante a los dos que me hayan invitado a este rico desayuno. Hoy aprendí un nuevo enfoque que puede tomar la vida. Les deseo una Feliz Navidad a los dos y próspero nuevo año.

— Igualmente a usted, Joanne, fue un gusto haberla conocido. Gracias por ser amiga de Julie. Espero que nos sigamos reuniendo. Una feliz navidad para usted y su familia.

— Aquí está la cuenta. Espero les hayamos servido bien.

— Sí, muchas gracias.

— Te agradezco, amiga, valió la pena pasarte a recoger. Si quieres nos vamos y te voy a dejar a tu casa, así tendrás tiempo para comprar los regalos que te hacen falta para tus hermanos.

— Sí, amiga, gracias.

— ¿Nos miramos más noche, mi amor?

— Si, nos miramos por la noche.

— Adiós.

— Adiós.

— Hasta pronto.

Ya son las nueve y cuarenta cinco, voy a ir un rato a mi casa, y luego voy ir al almuerzo con mi amiga la doctora.

Quién iba a pensar que hablaría en el desayuno sobre los beneficios de no comer carne. Cuando uno se propone ayudar en algo en específico, se dan las circunstancias para compartir lo que se puede dar.

Sólo con las dos frases de Leonardo Da Vinci y Leclerc, que compartí con Joanne, siento que ya dio frutos la investigación que hice hoy temprano.

Pareciera que vivimos en un mundo distinto, que uno es raro por no comer lo que todos comen, por tener una mentalidad diferente. Algo en mi interior siempre me dice que antes de encarnar en un nuevo ser, nuestra alma es la que decide qué experiencias son las que convienen y qué tipo de persona es la que queremos ser.

En mi caso, escogí nacer vegetariano, escogí nacer de padres vegetarianos, así como tener hermanos vegetarianos. Ahora comparto con las demás personas mis experiencias y logros de esta vida tan bella que Dios me ha dado.

6

10:00 AM

Aprendamos sobre el requerimiento diario de proteína

No tengo duda de que es parte del destino de la raza humana, en su mejoramiento gradual, dejar de comer animales.

HENRY DAVID THOREAU

A Joanne le quedó la inquietud de los beneficios de no comer carne. Se dio cuenta de esto con el testimonio de Julie. Ella es un claro ejemplo de los beneficios de dejar de consumir cosas muertas.

Julie lo está haciendo poco a poco. Me hubiera gustado que de una vez se convirtiera en vegetariana, pero todo cambio lleva su tiempo, el cuerpo no reacciona así, es necesario suplir correctamente la proteína de la carne que ya no se consume.

Julie me contó que ha dejado de comer carnes rojas, le ha costado, porque de repente le dan muchos antojos de comerla. Dice que se imagina degustar un buen pedazo de bistec y en el instante se le hace agua la boca. Es una sensación difícil de aguantar.

Entiendo que romper un hábito tan arraigado no es nada fácil. Cambiar el hecho que ha comido carne desde que nació hasta la fecha, no es fácil para que el organismo lo asimile.

Realizar un gran cambio en la alimentación trae muchos beneficios a nuestra vida. Es un esfuerzo que está haciendo por su bien y para estar más saludable.

Ahora que estoy llegando a mi casa aprovecharé para preguntarle a mi padre varias dudas que me surgieron. Aprovecharé sus estudios en nutrición que tiene para que me oriente correctamente.

— ¡Hola a todos! Ya vine.

— Hola, hijo, ¿Cómo te fue en el desayuno?

— Bien, gracias padre. Fue una buena experiencia haber compartido con Julie y una amiga de ella. ¿Dónde están mis hermanos y mi mamá?

— Todos salieron a comprar regalos, van a regresar más tarde. Ya sabes cómo es esta época, hay bastante tránsito y todos los centros comerciales están abarrotados de gente.

— ¿Por qué no fuiste con ellos?

— No me gusta estar en lugares con tantas personas, además no me gusta manejar en el tránsito, me pone de mal humor. Mejor me quedo tranquilo en la casa.

— Sí, tienes razón, por eso compré todos mis regalos desde principios de diciembre, así no tengo de qué preocuparme a última hora.

— Hiciste bien, hijo. Tú sabes cómo son todos acá, dejan todo para última hora.

— Entiendo. Fíjate que hoy hablé con una amiga de Julie, llamada Joanne, sobre los beneficios de ser vegetariano. También te cuento que en la mañana hice investigación sobre frases de famosos vegetarianos. Compartí algunas con Joanne.

— ¿Qué tal le parecieron?

— Se quedó con la inquietud de investigar más sobre el tema.

— Qué bueno que pudiste orientar a alguien a un nuevo y saludable estilo de vida.

— Es buena experiencia servir de ejemplo. En la mañana me propuse difundir información sobre el vegetarianismo. Al poco tiempo de haberlo dicho tuve la primera oportunidad. Aprovechando que estamos solos, ¿tienes tiempo para que me resuelvas unas dudas?

— Claro, platiquemos, ¿Qué dudas tienes?

— Por lo que comemos, sé que le carne la sustituimos con la soya, derivados de la soya, leche de soya, huevos, semillas, nueces, granos, cereales, legumbres, vegetales y frutas. Lo que no sé exactamente es: ¿qué cantidad de proteína necesita consumir el cuerpo humano para sustituir correctamente la carne?

— He investigado sobre ese tema en específico. El Doctor Joel Fuhrman, M.D., autor estadounidense que se especializa en tratamientos naturales contra la obesidad y las enfermedades crónicas, escribió el libro: "Comer para vivir: La fórmula revolucionaria para el adelgazamiento rápido y sostenido"[1], en donde afirma que una forma fácil de calcular el requerimiento de proteína diaria para el cuerpo, según también las cantidades diarias recomendadas por Estados Unidos (US RDA, por sus siglas en inglés), es multiplicar la cifra de 0.36 gramos por el peso que tiene el cuerpo en libras.

— Por ejemplo ¿cuál es tu peso exacto en libras?

— Mi peso es de 185 lb.

— Entonces se multiplica 185 lb por 0.36 gr., lo cual es igual a 66.6 gramos, equivalente a 67 gramos. Ese es el requerimiento necesario diario de proteínas que necesita tu cuerpo ingerir.

— Hagámoslo con otro ejemplo, ¿Cuánto pesa Julie, en libras?

— Pesa 140 lb.

— Entonces, multiplicamos de nuevo las 140 lb por el factor de 0.36 gramos, lo cual es igual a 50 gramos. Ese resultado es el requerimiento necesario diario de proteínas que necesita su cuerpo ingerir. En el sistema métrico, los 0.36 gramos son equivalentes a 0.8 gramos por cada kilogramo de peso corporal.

— Quiere decir que debo consumir, como mínimo, 67 gramos de proteína al día, ¿Será que consumo esa cantidad cada día?

— Siempre les digo a mis pacientes que es importante conocer las cantidades de proteína que ingieren al día.

Ahora que ya conoces tus requerimientos diarios, puedes seguir una dieta balanceada.

— ¿Qué pasa cuando consumimos sólo comida rápida o comidas que tienen altos contenidos de proteína?

— Si tu cuerpo no las quema adecuadamente, por medio de ejercicio físico, o si se lleva una vida sedentaria, es ahí en donde empiezan los efectos negativos para la salud. Según expertos en el tema, el exceso de consumo de proteína ocasiona una deficiencia de calcio en los huesos provocando a largo plazo osteoporosis, reflujo, obesidad, presión alta, artritis, colesterol alto, acumulación de placas en las arterias, aumento de riesgo de padecer cáncer, específicamente cáncer de colon. ¿De qué te preocupas?, al llevar una dieta vegetariana saludable, hay menos riesgo de padecer todas estas enfermedades.

— Tienes razón, pero me preocupan las personas que conozco, mis amigos y mis conocidos que no saben sobre este tema.

— Es cierto, como la famosa máxima: "El conocimiento os hará libres". Aquellas personas que conocen y se preocupan por su buena alimentación disfrutarán de una vida plena y saludable. Nosotros muchas veces somos los culpables de las enfermedades que llegamos a padecer, está en nosotros decidir la calidad de vida que queremos llevar.

— ¿La información que me diste es todo lo que debo saber sobre el consumo de proteína diaria?

— Los datos que acabamos de ver, sobre cómo calcular los requerimientos de proteína diaria son para personas que tienen una dieta normal, acá están incluidas principalmente las personas carnívoras. El requerimiento diario de proteínas para una persona vegetariana es diferente. Brenda Davis, R.D., y Melina Vesanto, M.S., R.D., mencionan en su libro: "Convirtiéndose en vegetariano"[2], que las personas que tienen una dieta que se basa principalmente en la ingesta de plantas, legumbres, granos enteros y vegetales, deben consumir 0.9 gramos de proteína al día por cada kilogramo de peso corporal. Si tu peso es en libras, el factor es de 0.45 gramos por cada libra de peso corporal.

Estos factores son más altos que los que vimos anteriormente, ya que mencionan una dieta no vegetariana.

El factor aumentó con una dieta vegetariana, ya que se está digiriendo otro tipo de alimento menos consistente.

Con este ejemplo, analizando una persona vegetariana, podemos tomar tu peso de 185 libras, lo multiplicamos por 0.45 gramos, da como resultado 83 gramos de proteína que se debe consumir al día. Esto equivale a más de los 67 gramos calculados anteriormente. Un vegetariano debe consumir más proteína diaria equivalente a su peso corporal.

Tomando en cuenta el peso de 140 libras de Julie, multiplicándolo por 0.45 gramos, da como resultado 63 gramos que debe consumir al día de proteína. Este dato también es mayor a los 50 gramos calculados anteriormente.

— Comprendo, como vegetarianos debemos controlar bien el consumo de proteínas para estar balanceados diariamente y no tener problemas en sustituir la carne correctamente.

— Todo lo que te he dicho no se aplica solamente a los vegetarianos, sino que a todas las personas.

Ahora bien, para las personas que hacen ejercicio, como es tu caso, necesitan aumentar más el consumo de proteína, que las personas que no son atletas.

¿Alguna vez escuchaste a algún entrenador del gimnasio o compañero que haya sugerido que es bueno aumentar el consumo de proteína extra, para aumentar la masa muscular y recomendaron consumir suplementos de proteína?

— Sí, los he escuchado, pero nunca me llamó la atención aumentar mi masa muscular de manera artificial y con posibles efectos secundarios.

— No, te has equivocado, hijo. Estudios recientes sugieren que atletas, levantadores de pesas y fisiculturistas necesitan consumir hasta 2 gramos de proteína por cada kilogramo de peso corporal al día, para mantener suficiente balance de aminoácidos. Atletas de resistencia deben consumir de 1.2 a 1.4 gramos de proteína al día por cada kilogramo de peso corporal para restaurar las células de los músculos dañados.

Una dieta que consiste en el consumo del 12 al 15% de proteína es ideal para los atletas de fuerza y de resistencia, que llevan una dieta vegetariana.

La Dra. Ruth Heidrich, atleta de ironman, vegetariana, menciona que la proteína que necesitan los atletas es sencilla: "A mayor quema de calorías, hay mayor consumo de calorías, con el incremento automático en la cantidad absoluta de proteína".

— ¿Porqué no me habías contado antes toda esta valiosa información? Cómo me ha costado averiguar sobre el consumo correcto de proteínas para un vegetariano.

— Lo importante es que ahora ya lo sabes, dejemos atrás el pasado, enfoquémonos en resolver tus preguntas.

7

11:00 AM

Descubramos la fuente
de la eterna juventud

No cabe duda de que dejar de comer animales forma parte
del destino humano en su mejoramiento gradual.

PITÁGORAS

— ¿Otra duda que siempre he tenido es: si la dieta vegetariana es capaz de suplir los nutrientes que aporta una dieta carnívora?

— La proteína, uno de los tres macro nutrientes necesarios para el cuerpo, está compuesta de aminoácidos. Una proteína completa contiene 22 aminoácidos. De la comida que consumimos diariamente, el cuerpo tiene la habilidad de producir la mayoría de amino ácidos que requiere.

La comida proveniente de los animales, como la carne, el pollo, el pescado y los huevos, todas contiene los 22 aminoácidos necesarios.

Algunas personas que consumen carne dicen: toda la proteína y los nutrientes que necesita el cuerpo están en la carne, por eso es bueno su consumo.

Aquellos que piensan que la proteína proveniente de las plantas es inferior a la proteína de origen animal, se sorprenderán al saber que la proteína proveniente de las plantas contiene los mismos 22 aminoácidos que la proteína de origen animal.

— ¿Existen alimentos especiales para una dieta vegetariana que provean de toda la proteína que necesitamos consumir?

— Existe un grano en especial, llamado "el grano de los dioses", proveniente de América del Sur, que contiene la proteína completa que necesita consumir el ser humano. Se llama quínoa. También está el frijol de soya y sus productos derivados, como el tofu, el tempeh y el miso.

— ¿Qué me dices de los demás alimentos vegetarianos, contienen también proteína?

— Los alimentos provenientes de origen vegetal, como las legumbres, la mayoría de granos, las frutas, los vegetales, las nueces y semillas, todos contienen proteína, pero no en forma completa. Sin embargo, el cuerpo adquiere los aminoácidos necesarios de todos los alimentos consumidos durante el día.

Cuando un vegetariano consume variedad de alimentos de origen vegetal, durante el desayuno, el almuerzo, la cena y las refacciones, su cuerpo puede usar estos aminoácidos para producir una proteína completa.

Ahora te hago la siguiente pregunta: ¿Cuál es la mejor dieta equilibrada?

— La que incluye todas las verduras, frutas y alimentos que necesitamos comer en el día.

— Te va a sorprender, pero la mejor dieta que puedes seguir es la que incluya de todo en tu alimentación.

Es importante que todo lo que piensas comer lo ingieras en cinco comidas al día: en el desayuno, luego a las tres horas, en la media mañana, a las tres horas siguientes, en el almuerzo, a las tres horas, en la media tarde y a las tres horas en la cena. No hay mejor fórmula que la de comer cinco veces al día.

— Eso de refaccionar, lo paso por alto a veces.

— El problema se da cuando comes más de la cuenta en el desayuno, almuerzo y cena, es ahí donde empiezan los desequilibrios alimenticios para tu cuerpo. Hay que procurar comer cinco veces al día y tu cuerpo lo agradecerá. No está de más decir que se debe desayunar como rey, almorzar como príncipe y cenar como mendigo.

Hemos estado hablando de la necesidad de consumir la proteína adecuada para el cuerpo. No se te olvide que no sólo de proteína vive el cuerpo, la cantidad de proteína que necesita el cuerpo es de 15%, pero también necesita 15% de grasa, 5% de hidratos de carbono, 60% de agua y 5% de vitaminas y minerales.

Lo recomendable es consumir alimentos naturales en la proporción que te he mencionado.

— No ha de ser fácil llevar a cabo una dieta así.

— Como recién te he dicho, los nutrientes más importantes en una dieta balanceada son: "todos", consumidos en forma equilibrada.

Un órgano feliz es un sistema feliz, lo que da como resultado final, buena salud.

Te comento que a pesar de ser vegetarianos, hay un nutriente mágico que sí es recomendable consumir, el omega 3. Los ácidos grasos poli insaturados omega 3, que se encuentran sobre todo en el pescado azul y en algunos alimentos enriquecidos, son esenciales para prevenir las enfermedades cardiovasculares, diversos tipos de cáncer, enfermedades inflamatorias, pulmonares y de la piel. Además, son imprescindibles durante el embarazo y la lactancia para un correcto desarrollo de la función nerviosa y, en general, de otras muchas funciones orgánicas.

— Parece que es una maravilla el omega 3, por eso tenemos ese bote de omega 3 entre las vitaminas que tomamos. Sólo de vez en cuando lo he consumido.

— No dejes de tomarlo todos los días de tu vida, los especialistas recomiendan reducir el consumo de grasas saturadas e incrementar el de insaturadas, especialmente oleico y omega 3. Los omega 3 son ácidos grasos esenciales, porque el organismo no puede fabricarlos y son imprescindibles para su correcto funcionamiento. Los beneficios del omega 3 se pueden percibir en todos los niveles de la salud, pero los efectos más asombrosos se documentaron en la mejoría de las funciones, de la salud mental y la salud cardiaca.

— ¡Entonces, a tomar omega 3 todos los días!

— Así es, aparte de seguir una dieta equilibrada, hay que consumirlo.

— Todo esto que me acabas de contar debemos de ponerlo en práctica de inmediato en nuestra dieta diaria. Todo lo que me has dicho son valores ideales que debemos ingerir. La duda que me quedó es respecto al consumo de proteína, ¿Qué pasa si nos excedemos en el consumo de dicha proteína?

— La mayoría de problemas de salud son derivados de comer en exceso alimentos, por ejemplo consumir en exceso proteína.

Cuando una persona consume sólo comida rápida o chatarra, puede estar consumiendo aproximadamente entre 100 y 120 gramos de proteína diaria, la mayoría de esta proteína es de origen animal. Si a esto le agregamos una vida sedentaria, da como resultado el padecimiento de varias enfermedades.

— ¿Tan grave es sobrepasarse en el consumo de proteína animal?

— A largo plazo afecta a la salud. Entre las enfermedades resultantes del consumo abundante de proteína están: osteoporosis, reflujo, obesidad, formación de placas en las arterias, presión arterial alta, dolor por la artritis, colesterol alto, mal aliento (por los aminoácidos que contienen sulfuro), aumento de cáncer de colon.

Ahora comprendes porqué tu mamá y yo decidimos hacernos vegetarianos cuando nos casamos y que ustedes también nacieran vegetarianos.

— Me sorprende, padre, cómo podemos dañar nuestro cuerpo poco a poco. No hay necesidad de tener un vicio para hacerlo, basta con comer inadecuadamente para desequilibrar nuestro organismo y empezar a sembrar las semillas de una enfermedad futura.

¿Por qué todo esto no lo enseñan en el colegio o en la universidad o en los medios de comunicación?

— ¿A quién le interesa que aprendamos a comer bien y que dejemos de consumir carne? La industria alimenticia a nivel mundial gasta millones de dinero para persuadirnos que consumamos sus productos.

Lastimosamente es más caro alimentar una res para sacrificarla, que sembrar verduras para alimentar a una gran cantidad de personas.

Para producir un solo kilo de carne se debe utilizar gran extensión de terreno para que vivan las reses, pero esa misma extensión de terreno, si fuera cultivada, produciría más alimento para muchas personas.

— Dime una cosa, padre, a pesar de todo lo que me has dicho hoy, de todos los efectos negativos que produce comer carne ¿por qué el ser humano continúa consumiéndola?

— Te voy a comentar sobre dos frases famosas. La primera es de Georges Cuvier, naturalista francés, él dijo: "toda la estructura del cuerpo humano, hasta las más insignificantes particularidades, se ajustan a la alimentación vegetariana".

La otra la dijo el poeta romano, Publio Ovidio: "La época que hemos denominado la edad de oro, estaba bendecida con los frutos de los árboles y las hierbas que ofrecía la tierra, la boca del hombre no estaba manchada de sangre. En aquel tiempo los pájaros movían sus alas seguros en los árboles y el conejo atravesaba sin temor los campos libres. Entonces el pez no era la víctima inocente del hombre. En tiempos posteriores un fundador del mal comenzó a difamar y despreciar este alimento sencillo y puro, a engullir en su barriga voraz alimentos basados en cadáveres de animales. Con ello abrió al mismo tiempo el camino al mal".

No siempre el ser humano ha consumido carne. Por medio de la anatomía, se pueden comparar las características físicas del ser humano con la de los animales carnívoros. Los maxilares, sus articulaciones, su forma, hacen que los animales carnívoros estén listos para desgarrar y masticar adecuadamente la carne; mientras que la mandíbula del hombre no posee esas características.

La dentadura del ser humano no se asemeja más a la de los animales carnívoros, su sistema digestivo no está diseñado para la digestión de carne.

— He escuchado decir que el ser humano no puede ser comparado con los animales, que son dos seres distintos.

— Cada quien tiene su punto de vista. Por la forma en que fue creado y por naturaleza, el ser humano es vegetariano, nació para ser vegetariano.

Se menciona en Génesis 1:27, 29, 30: "Y creó Dios al hombre a su imagen, a imagen de Dios lo creo. Hombre y mujer los creó". Dijo también Dios: "Os doy toda planta que da semilla, que está sobre la tierra y todo árbol que lleva fruto y semilla. Eso será vuestro alimento. Entonces Dios contempló todo lo que había hecho y vio que era bueno en gran manera".

"Después hubo una medida de emergencia, se le permitió consumir carne al hombre, ya que se cree que el diluvio destruyó todos los vegetales de la superficie de la tierra. Se le permitió consumirla hasta que volviese a crecer la vegetación".

La vegetación creció, pero al hombre le gusto seguir ingiriéndola. El cuerpo humano fue creado perfectamente por Dios, no necesitó ninguna modificación para acostumbrarse a su nuevo régimen alimenticio.

Ahora que conoces los inconvenientes de una alimentación carnívora, puedes formular la siguiente pregunta a las personas que conozcas: ¿Por qué no dar el primer paso hacia un camino de una vida más sana con una alimentación natural y vegetariana? Es el mejor consejo que te puedo dar y el que le doy a la mayoría de mis pacientes.

— Después de todo lo que me has dicho, agradezco haber nacido vegetariano. Me libraré de tantas enfermedades provenientes por el consumo de la carne. Te cuento, padre, que en la mañana estuve investigando sobre frases que han dicho personas famosas vegetarianas.

— Te diste cuenta cuantos pensadores, eruditos, literatos y grandes personajes han optado por una dieta vegetariana.

— Sí, son muchos los famosos que lo han hecho. Una de las frases que más me sorprendió fue la del escritor irlandés ganador del Premio Nobel de Literatura, George Bernard Shaw: "Se hizo vegetariano a los veinticinco años; una vez le preguntaron qué hacía para volverse tan juvenil y él respondió: Yo aparento la edad que tengo, son los otros que se ven más viejos, pero ¿Qué se puede esperar de la gente que se alimenta de cadáveres?".

— Con los treinta años que tienes, hijo, aparentas como una persona de veinticinco años. Como dijo George Bernard Shaw, no es que tú seas demasiado joven, son las demás personas las que envejecen más rápido debido a que no llevan una adecuada alimentación.

Ahora hay tantos productos y tratamientos en el mercado para buscar la eterna juventud. Las personas no se han percatado que solamente deben dejar de comer carne, tener una dieta natural balanceada y encontrarán la fuente de la eterna juventud.

— Has dicho una gran verdad, he pasado muchos años de mi vida sin darme cuenta que envejezco más lento que las demás personas. Además de mantenerme joven, en todo el año es raro que me enferme, si mucho me da gripe una vez al año, pero en general gozo de buena salud.

En lo que estamos platicando se puede aplicar la frase que dijo Albert Einstein: "Nada incrementaría tanto la posibilidad de supervivencia sobre la Tierra como el paso hacia una alimentación vegetariana". "Ya sólo con su influencia física sobre el temperamento humano, la forma de vida vegetariana podría influir muy positivamente sobre el destino de la humanidad". También la de Thomas Edison: "Soy un apasionado vegetariano y abstemio, porque así puedo hacer mejor uso de mi cerebro".

8

12:00 PM

El reino animal fue creado para convivir con el ser humano en paz y armonía

> El destino de los animales está indisolublemente
> unido al destino del hombre.
>
> ÉMILE ZOLA

— Analicemos las frases que me acabas de decir: Aparte de los beneficios en salud que brinda una dieta vegetariana, también ayuda a disminuir el grado de agresividad de las personas, como lo dijo Albert Einstein. La vida vegetariana tiene influencia positiva en el temperamento humano.

Es bien sabido que a los boxeadores les dicen que coman carne cruda o semi-cruda, ¿Por qué crees que se alimentan así?

— Para tener más fuerzas y resistencia en las peleas.

— En eso les ayuda, pero primordialmente lo hacen para tener mayor agresividad. La carne cruda da mayor agresividad a quien la consume.

Los animales cazadores son agresivos por el alimento que consumen: carne cruda, pero esa es su naturaleza.

Lo dijo claro el escritor y filósofo suizo, Jean-Jacques Rousseau: "Los criminales, luchadores y malhechores acostumbran a comer abundante carne para así endurecer su conciencia y ser más eficientes en sus nefastas acciones".

Vemos que la naturaleza del hombre no es ser agresivo, sino pacífico y de corazón puro.

— Algo me dice que tenemos el gusto en común de investigar sobre frases que han dicho personas famosas vegetarianas. Pienso que es una buena forma de reafirmar a los demás lo que nosotros creemos.

— Así es, hijo. No se te olvide que el mayor ser que vino a la tierra también nos dejó su legado por medio de sagradas frases y escrituras.

En Mateo 25:40 apreciamos lo que dijo Jesús: "De cierto os digo que en cuanto lo hicistéis a uno de estos mis hermanos más pequeños, a mi lo hicistéis"

En Mateo 5:00 dijo también: "Benditos los misericordiosos, porque ellos alcanzan misericordia. Benditos los de limpio corazón, porque ellos verán a Dios".

También dijo: "Obedeced las palabras de Dios: "Mirad, os he dado toda hierba que lleva semilla, sobre la faz de toda la tierra y todo árbol, en que se halla el fruto de una semilla que dará el árbol. Este será vuestro alimento".

— Son frases profundas las que nos dejó Jesús. Me imagino que él también estaba en contra de la matanza de animales para alimento del ser humano.

— Él estaba en contra de todo lo que no estaba de acuerdo a los mandatos de Dios. No creo que sea aceptado por nuestro creador el asesinato de nuestros hermanos del reino animal.

Desde los inicios de la creación, Dios creó al hombre y a todos los demás reinos. Entre ellos está el reino animal. Fue creado para un propósito en especial: convivir con el ser humano en paz y armonía. No fue creado para servirle de alimento al ser humano.

Podemos ver que los integrantes del reino animal son respetuosos con el ser humano. Sólo en defensa propia atacan. Es el ser humano el que no los respeta, al matarlos y usarlos como alimento.

— Sabes, padre, desde la mañana me propuse dar a conocer, con las personas que hablara en el día, las frases de famosos vegetarianos que investigué, pero nunca imaginé que fuera a aprender tanto sobre las ventajas de tener una dieta natural equilibrada.

— Lo ves, hijo, cuando uno se propone realizar algo especial que ayude a los demás, cuando pones en las manos de Dios tus planes, recibes toda la inspiración necesaria. Todo coincide para que conozcas a las personas indicadas y todo camina en un mismo sentido para que cumplas tus planes.

— Entre esas personas estás tú. Me has ayudado tanto con toda la experiencia y conocimiento que tienes sobre el tema. Te lo agradezco mucho.

— Siempre que me necesites, ahí estaré. Te deseo lo mejor en tu travesía.

— Hoy, aparte de ser un día especial, también es un día lleno de reuniones.

A la una de la tarde me juntaré a almorzar con mi amiga la Dra. Teressa, iremos a almorzar al restaurante vegetariano "Flor de la Vida", que tanto nos gusta.

La convencí que fuéramos a conocerlo, para que sepa que la comida vegetariana también es rica y accesible.

— ¿Te vas a reunir con tu amiga que conociste en la Maestría?

— Sí, con ella almorzaré. Tenemos más de un mes de no vernos y quedamos que, aunque fuera hoy un día difícil para reunirnos, nos miraríamos en el almuerzo.

— Entonces empieza a alistarte, porque ya son las doce y media. ¡Fue extensa nuestra plática!

— Sí, padre, pero fue una plática constructiva, gracias por tus consejos.

— Con gusto. Nos miramos en la noche. No vayas a regresar tarde.

— Nos miramos más tarde.

Que no se me vaya a olvidar el regalo para Teressa. De una vez dejaré listo el kit de cremas que le compré como regalo de Navidad.

Ya está sonando el celular. ¿Quién será?

— Aló, buenas tardes

— Que tal, Rafael, soy Teressa. ¿Cómo vas? Ya voy camino al restaurante que me indicaste.

— Ya listo, estoy saliendo de mi casa. Llego en veinte minutos.

— Me parece, Nos miramos allí a la una de la tarde.

— Sí, Teressa, nos miramos allí.

— Adiós.

9

1:00 PM

Almorzando con Teressa en un Restaurante Vegetariano

Comer carne endurece y embrutece al hombre.
Comer frutos lo espiritualiza.

MAURICE MAETERLINCK

— ¡Hola, Teressa! ¿Cómo has estado?

— ¡Hola, Rafael! Tanto tiempo sin vernos. Me alegra verte. Tú siempre tan guapo y con tu cara de niño que no se te quita.

— Jajajaja, usted siempre tan bromista. Gracias por sus elogios. Le parece que nos sentemos en aquella mesa redonda del fondo, a la par de la fuente de piedras.

— De acuerdo, vamos a esa mesa.

— ¿Te fue fácil encontrar el restaurante?

— Sí, con tus indicaciones lo encontré rápido. Lo que no entiendo es por qué me trajiste a comer comida vegetariana. Tú sabes que como poca carne roja, pero lo demás sí me gusta.

— Entiendo que te gusta comer carne, pero como esta vez me tocaba escoger restaurante, aproveché la oportunidad para mostrarte la variedad de comida que puede ingerir un vegetariano.

— Cuéntame, Rafael, ¿has visto a los demás compañeros de la Maestría?

— Tú has sido la primera con la que me reúno desde que salimos de la Maestría, no he visto a los demás.

— Yo los he visto en el hospital. Es más fácil verlos allí. En cambio tú no te mantienes en los hospitales y te es más difícil verlos. Nosotros los doctores nos miramos más seguido.

— Por favor, le mandas saludos de mi parte a los que mires.

Ahora cuéntame, Teressa, ¿cómo te va en tu clínica privada?

— Bien, gracias, siempre se mantiene llena. Todas las tardes que atiendo, los pacientes hacen cola. No sólo ellos hacen cola, también tengo éxito con los visitadores médicos, ya que llegan bastantes todos los días.

— Que me alegra que tú clínica esté siempre llena de pacientes. Lo más importante es que estás curando a tantas personas que lo necesitan, y que recibas buenos ingresos por tu trabajo.

— Sí, Rafael, a mí también me alegra ayudar a tantas personas.

Ya me está haciendo ruido el estómago. Me tienes que recomendar qué pedir, porque de esta comida no conozco nada.

— Voy a pedir por los dos. Confía en mí que te voy a pedir buenas opciones del menú, ya me lo conozco de memoria.

— Mesero, vamos a ordenar.

— Con mucho gusto, ¿qué les puedo servir?

— A la Dra. le trae por favor, una sopa de elote y de plato principal un estofado al curry, para mí una sopa de tofu y un estofado vegetariano.

— ¿Qué desean tomar?

— Eso sí lo puedo ordenar yo, Rafael. Para mí un licuado de frutas tropicales.

— Buena elección, y para usted caballero.

— Para mí, un licuado de mora.

— Muy bien, en un momento les traigo sus órdenes.

— Espero hayas escogido un buen platillo para mí.

— No te arrepentirás, Teressa, sé que te va a gustar.

— Me gusta la decoración del restaurante, está lleno de plantas de bambú y cuadros de paisajes naturales, también me gusta la música de fondo con sonidos de la naturaleza. Voy a invitar a mis amigas para que vengan a conocer, siempre y cuando la comida sea rica.

— Te dije que te iba a gustar, tiene buen ambiente, buena música y buena comida.

¿Ya te diste cuenta del trifoliar que tiene cada mesa?

— No, ¿de qué se trata?

— Es un trifoliar que tiene como título: ¿para qué ser vegetariano?

— No en vano es restaurante vegetariano.

— Es interesante lo que dice, ¿quieres que te lo lea, Teressa?

— Léelo, así me entero un poco del porqué de tus gustos diferentes en la comida.

— Como te había dicho, el título dice: ¿para qué ser vegetariano?, el subtítulo dice: ¿para salvar al mundo, para salvar a las personas o para salvarse a sí mismo?

— 38% de la cosecha mundial de cereales se destina a la alimentación de animales, mientras observamos con tristeza el número de niños que nacen en las partes más pobres del mundo.

Producir un sólo kilo de carne supone utilizar una extensión de terreno que, empleada en la obtención de vegetales, produciría muchísimo más alimento y de una calidad superior. Enormes extensiones del Amazonas son usadas diariamente a favor de la ganadería para el consumo humano. ¿No implica eso que devastamos el pulmón más importante del planeta?

— ¿Tanto terreno se necesita para producir la carne tan rica que comemos?

— Así es, Teressa, lastimosamente se necesita más extensiones de terreno para producir la carne, que para cultivar vegetales. Producir ese mismo kilo de carne implica el gasto de cientos de litros de agua, en un momento en el cual el agua supone uno de los bienes más preciados, dada la escasez cada vez más frecuente de este elemento líquido.

Una res consume dieciséis kilos de granos y forraje para producir un kilo de carne, un cerdo seis y una gallina tres. Esto significa que, al consumir los vegetales necesarios para alimentar a esos animales, podrían mantenerse muchas personas, en un mundo en el que 500 millones de personas padecen de hambre crónica.

Casi 40% de la cosecha mundial de cereales se destina a la alimentación de animales. Los alimentos "fluyen en la dirección de la demanda, no de las necesidades nutricionales".

— Uno sólo se come la carne, pero nunca pensé que tantos granos y forraje eran necesarios para alimentar a los animales que después nos comemos.

— No te imaginas, Teressa, escucha lo que dice a continuación, te sorprenderá más: "Para producir un kilo de carne de vaca se necesitan dieciséis kilos de granos y forraje. Dicho de otra forma, los vegetales necesarios para que una persona coma carne vacuna son suficientes para que dieciséis personas pudieran mantenerse comiendo directamente esos vegetales. Esa relación 16:1 para la carne vacuna, varía en otros alimentos. Según los científicos estadounidenses Bernard Nebel y Richard Wright, la relación con el cerdo es de 6:1, con el pavo de 4:1 y con la gallina de 3:1.

En la actualidad, hay tantas hambrunas y sequías que cada vez que aparecen en la televisión, sentimos lástima y tristeza por esas personas que están sufriendo, pero ¿qué hemos hecho para evitarlas? ¿Oración a Dios? ¿Demostrar nuestra fe hacia Dios y darle todo el trabajo a Él? Hay una frase que dice así: "La fe sin acción, es una fe falsa".

— Te das cuenta, Teressa, en lugar de alimentar a una res, podrían comer dieciséis personas, seis personas comerían si no se alimentará un cerdo, en el caso del pavo, cuatro personas podrían comer y si no se diera de comer a una gallina, dos personas sí comerían.

Nos damos cuenta que no existe una relación de uno a uno. Al alimentar una gallina, no deja de comer una persona, sino que dos. La relación no tiene lógica, pero aun así seguimos consumiendo carne animal, contribuyendo a la hambruna en el mundo.

Aquí tengo mi papelito lleno de frases famosas, te voy a leer la frase que dijo el escritor, poeta y filósofo estadounidense, Henry David Thoreau: "No tengo duda de que es parte del destino de la raza humana, a lo largo de su gradual proceso, abandonar la ingesta de animales, tal como las tribus salvajes han dejado de comerse mutuamente cuando entraron en contacto con la civilización".

Si en realidad somos una raza evolucionada, en el futuro no verás una finca llena de ganado, sino llena de verduras sembradas.

— Es difícil digerir lo que acabas de decir, Rafael. Realmente somos inconscientes de lo que hacemos. Quitar la vida por la comida que ingerimos.

Nosotras como mujeres, que tenemos la dicha de dar la vida, no deberíamos de fomentar que sea arrebatada cada día a los animales.

Me dejas en qué pensar. Sabes que somos educados inconscientemente en la alimentación que debemos llevar. Nadie te dice qué es lo que se debe ingerir y lo qué no.

Es deber como adultos seguir nuestro propio camino; qué bueno que tenemos libre albedrío. Pero te digo una cosa, qué difícil es cambiar algo enraizado por años en nuestro ser.

— Un sabio dijo una vez: "Lo único permanente en la vida es el cambio".

Sólo te pido que reconsideres un cambio beneficioso para tu vida y para la vida de todos los seres que habitamos el planeta tierra.

— Sí, lo estoy reconsiderando.

— Ya no te sigo leyendo el trifoliar porque ya viene la comida.

— Esta bien una pausa, ha sido mucha información para mí en tan poco tiempo.

— Señores, ya está su comida. ¿Quién pidió la sopa de elote?

— La sopa de elote y el estofado al curry son para la Doctora.

Lo demás se queda conmigo.

— Con mucho gusto.

— ¿El licuado de frutas es para usted?

— Sí, gracias.

— El licuado de mora lo dejo acá con usted.

— Gracias, mesero. A todo esto, ¿Cuál es su nombre?

— Me llamo Juan y estoy para servirles.

— Juan, dígame una cosa, ¿Por qué todos estos trifoliares tienen información sobre vegetarianismo, en cada mesa?

— El dueño del restaurante tiene la siguiente ideología: "Estar orgulloso de ser vegetariano y profesarlo a todo el mundo".

Los trifoliares han sido escritos por el dueño del restaurante. Todos acá compartimos su forma de pensar y nos sentimos orgullosos que nos acompañen tantas personas que siguen el mismo camino.

— Gracias, Juan, ahora comprendo.

— ¿Les puedo servir en algo más?

— No gracias, Juan, estamos bien.

— Que disfruten su comida.

— Gracias.

— Me da risa, Teressa, porque el mesero pensó que eras vegetariana. Casi le decía que por acá andaba alguien de otro equipo.

— Me hubiera sentido incómoda si le dices que no era vegetariana.

— Qué te parece si comemos. Antes de empezar te agradezco por esta reunión y te pido que tú ores por los alimentos.

— Gracias, Rafael, con mucho gusto.

"Amado Dios y amado Jesús, agradecemos por el día tan especial en el que estamos celebrando tu nacimiento. Agradecemos la oportunidad de conocer cosas nuevas, para ser mejores cada día. Ayúdanos a nacer de nuevo en este nuevo año. Bendice estos alimentos, bendice nuestra amistad. Amén".

— Así sea.

— A comer se ha dicho, espero te guste la comida, Teressa.

10

2:00 PM

Teressa se interesa por
la dieta vegetariana

Mientras el círculo de su compasión no abarque a todos los seres vivos, el hombre no hallará la paz por sí mismo.

ALBERT SCHWEITZER

— ¿Está rica tu sopa de elote?

— Tiene buen sabor, bien condimentada. Ni muy dulce, ni muy salada. Esta espesa y muy rica. ¿Y la tuya?

— Deliciosa como siempre. Me gusta mucho el tofu, más en la sopa. Es de mis favoritas. Siempre pido la misma.

— ¿Te gusta venir seguido a comer a este restaurante?

— Sí, por lo menos cuatro veces al mes. Ahora nos podemos juntar acá a almorzar cuando nos toque nuestras reuniones, ¿Qué te parece?

— Me parece bien el lugar, es cómodo y agradable para venir a almorzar. ¿Qué es lo que trae tu plato?, se miran como pedazos de carne.

— Ah, mi estofado vegetariano, trae diferentes tipos de carne vegetariana, a base de soya y también trae tofu a la plancha, variedad de verduras y como acompañamiento arroz blanco.

— ¿Cuál es la diferencia entre tu estofado y el mío?

— El tuyo trae verduras, diferentes tipos de carne de soya, pero todo condimentado con curry. Tiene un sabor delicioso. El mío no trae curry, tiene las verduras y la carne de soya a la plancha con una salsa de soya deliciosa.

— Permíteme, voy a probarlo. Las verduras están ricas, solo la carne vegetal no me convence.

— Tienes que probarla.

— Sí, está rica, tiene bastante sabor impregnado de curry. Te soy sincera, tiene una textura diferente a la carne. No se parece en nada.

— Acuérdate, Teressa, que tu memoria tiene grabada el sabor de la carne original, su textura, aroma y todas las sensaciones que siente tu organismo al comerla. Al comer algo nuevo que no es carne, tu cuerpo va a sentir que está comiendo algo raro. El cuerpo es un ser de costumbre.

— Es una sensación rara, tampoco es algo sin sabor, está comestible.

— Qué bueno que te guste. Con el tiempo, si la pruebas varias veces te acostumbrarás.

— Eso espero, tendremos que venir más seguido.

— Cuéntame, Teressa, ¿Cómo está tu hijo Manuel Antonio?

— Bien, gracias. Está estudiando Licenciatura en Derecho y trabaja como asistente por las tardes en una oficina de abogados.

Con mi esposo no sabemos cómo hizo para conseguirse novia, pero lo logró. Se la pasa todo el día ocupado en el estudio y en el trabajo, pero aun así tiene tiempo para estar con ella.

— Que me alegra que le esté yendo bien, cuéntame, ¿dónde conoció a su novia?

— Eran amigos desde la infancia. Ella es vecina de la colonia donde vivimos. Estoy un poco preocupada por sus estudios, porque considero que no era momento para tener novia.

— Tú si eres la típica mamá que se preocupa más de la cuenta por su hijo.

No se te olvide que todos hemos pasado por eso. A algunos nos cuesta más el proceso de conocer a una persona con costumbres diferentes y a su familia, a otros se les facilita más.

— Con la mamá de la novia, Angélica, nos conocemos desde años. No quiero que nuestra amistad se vea afectada por la relación que ellos tienen.

— Todo pasa por algo en la vida, tú ya lo educaste y le enseñaste lo que es bueno y lo que no lo es. Ahora le toca a tu hijo extender sus alas y empezar a volar por su cuenta.

Como amigo te digo, las madres son más sobreprotectoras con los hijos varones. Trata de ser una madre que escuche, comprenda y ame a su hijo, pero no lo sobreprotejas. No seas aprehensiva con él.

— Sí, Rafael, tienes razón, trataré de cambiar esa forma de ser. Qué bien me conoces. Te agradezco tu consejo.

— Por estar platicando, se me olvido preguntarte por tu comida, ¿Cómo estuvo?

— Todo delicioso, estoy complacida y satisfecha. Me gustó que no me hiciera mal, no siento el estómago raro. Me hizo bien lo que comí.

— ¿Te parece que terminemos de leer el trifoliar?

— Me asusta un poco, pero sí, continúa leyéndolo.

— Ahora continua sobre el tema de la ética: "Además sobre cuestiones de la ética ¿cortarías una pata a tu perro para comerla? ¿Porqué podría parecerte correcto que se haga lo mismo con un cerdo, pues? La violencia contra cualquier criatura viviente no es necesaria y es evitable.

Supone una "rara ética" andar en contra de la deforestación, de la circulación de petroleros, de la destrucción de la capa de ozono, de la energía nuclear, de mil otras manifestaciones relacionadas con la ecología; mientras ponemos en nuestro plato cadáveres troceados de animales que han vivido hacinados, golpeados, marcados, hormonados, muertos y descuartizados para nuestro supuesto goce y disfrute.

— Qué bueno que hoy no pusimos cadáveres troceados de animales en nuestros platos, como dice allí.

— Hoy contribuimos a nuestro planeta.

Continúa la lectura con frases provenientes de la biblia: En Génesis 1:28 dice: "Los bendijo Dios, y les dijo: Fructificad y multiplicaos, llenad la tierra y sojuzgadla y señoread en los peces del mar, en las aves de los cielos y en todas las bestias que se mueven sobre la tierra.

Y dijo Dios: "He aquí que os he dado toda planta que da semilla, que está sobre la faz de toda la tierra; y todo árbol en que hay fruto de árbol que da semilla, os será para comer".

Éxodo 20:13: "No matarás"

Además, ¿Cómo podemos enseñar a los demás que hay que tener amor y misericordia, que hay que perdonar a nuestros enemigos, si ni siquiera podemos evitar esa matanza sólo para llenar nuestro apetito?

— No matarás, no sólo se refiere a no matar a todos los animales que nos comemos; al comer carne, todos participan de la muerte de estas criaturas.

Luego mencionan varias frases de famosos vegetarianos, te cuento que algunas coinciden con las que he investigado por mi cuenta.

— Nunca me habías contado sobre este tema, ni que eras vegetariano.

— Te digo que antes no me gustaba hablar mucho de este tema, pero ahora estoy interesado en divulgar los beneficios que conlleva una dieta vegetariana y su relación con la buena salud y la eterna juventud.

— Algo que me interesa de esta nueva dieta, es que uno se puede ver más. Siempre me ha apasionado verme un poquito más joven.

— Me doy cuenta, Teressa. Terminemos de leer esto y te cuento de que se trata lo de la eterna juventud.

— Como te decía, la primera frase que mencionan es de Leonardo Da Vinci: "Llegará un tiempo en que los seres humanos se contentarán con una alimentación vegetal y se considerará la matanza de un animal como un crimen, igual que el asesinato de un ser humano". También dijo: "Verdaderamente el hombre es el rey de las bestias, pues su brutalidad sobrepasa la de aquellas. Vivimos por la muerte de otros: ¡Todos somos cementerios!".

Luego está una frase que dijo el abogado, pensador y político hindú, Mahatma Gandhi: "Siento que el progreso espiritual nos demanda que dejemos de matar y comer a nuestros hermanos, criaturas de Dios, y sólo para satisfacer nuestros pervertidos y sensuales apetitos. La supremacía del hombre sobre el animal debería demostrarse no sólo avergonzándonos de la bárbara costumbre de matarlos y devorarlos, sino cuidándolos, protegiéndolos y amándolos. No comer carne constituye sin la menor duda una gran ayuda para la evolución y paz de nuestro espíritu".

George Bernard Shaw dijo: "Mientras seamos las tumbas vivientes de bestias asesinadas, ¿Cómo podemos esperar condiciones ideales sobre esta tierra?". "El domingo oramos pidiendo que la luz ilumine nuestro camino. Estamos cansados de guerras, no queremos más combates, sin embargo, nos atiborramos de cuerpos muertos".

— Esta frase que sigue ya la había leído antes, es de Siddhartha Gautama Buda: "Amad a todo ser viviente y pacificad vuestros espíritus dejando de matar y comer animales; he ahí la verdadera prueba de religiosidad, pues el verdadero sabio y hombre de Dios no sólo no matará ni comerá a ninguna criatura sino que amará, conservará y potenciará la vida en todas sus manifestaciones".

— Igual que la de San Francisco de Asís, santo italiano, fundador de la Orden Franciscana: "¿Cómo podéis asesinar y devorar despiadadamente a esas adorables criaturas que mansa y amorosamente os ofrecen su ayuda, amistad y compañía?".

— El Dr. John Harvey Kellog, dijo: "Una vaca o una oveja que yacen muertas en un prado son consideras carroña. El mismo cadáver en una carnicería se considera comida".

— No había escuchado a un doctor que defendiera a los animales.

— Sí los hay, Teressa.

— También dijo Pitágoras, Filósofo y matemático griego: "Mientras los hombres sigan masacrando a sus hermanos los animales, reinará en la Tierra la guerra y el sufrimiento y se matarán unos a otros, pues aquel que siembre el dolor y la muerte no podrá cosechar ni la alegría, ni la paz, ni el amor".

El escritor, filósofo y poeta estadounidense, Ralph Waldo Emerson dijo: "No olvides que por muy alejado y escondido que esté el matadero, tú que comes carne siempre serás su cómplice".

El novelista Ruso, Leon Tolstói, dijo: "Si un hombre aspira sinceramente a vivir una vida más amorosa y espiritual, su primera decisión debería ser la de abstenerse de comer carne".

Albert Schweitzer; médico, filósofo, Premio Nobel de la Paz, dijo: "No permitáis que nadie pase por alto la carga de su responsabilidad. Mientras tantos animales sigan siendo maltratados, mientras los lamentos de los animales sedientos en los vagones de carga se enmudezcan, mientras tanta brutalidad prevalezca en nuestros mataderos, todos nosotros seremos culpables. Cada cosa que vive tiene valor como ser vivo, como una de las manifestaciones del misterio de esta vida".

Por último, el famoso actor Richard Gere dijo: "Como celadores del planeta, es nuestra responsabilidad tratar todas las especies con cariño, amor y compasión. La crueldad que los animales sufren en las manos de los hombres va más allá de nuestra comprensión. Por favor, ayude a detener esta locura".

— ¡Hasta Richard Gere es vegetariano! Eso no lo sabía.

— Sí, Teressa, hay varios actores y actrices famosas que son vegetarianos, entre ellas también está Kim Bassinger. Por acá tengo escrita una frase que dijo ella, te la voy a buscar.

Acá esta, dijo: "Si pudiéramos sentir el sufrimiento animal, no lo pensaríamos dos veces, nos haríamos vegetarianos. Todos los animales criados para comérselos, sienten cuando los van a matar, son seres que viven con miedo a la muerte porque saben que tarde o temprano van a ser sacrificados".

Te das cuenta, Teressa, son varios los actores que nos inspiran para que seamos vegetarianos.

— Me doy cuenta, que tienen motivos para convencernos.

— El último párrafo del trifoliar menciona: "Los desastres y calamidades en la tierra, no los descendió Dios, sino nosotros mismos los provocamos, por la suciedad de nuestro corazón. Por eso el primer paso para salvar al mundo, y salvarse a sí mismo, es ser vegetariano.

Si ni siquiera podemos sacrificar esos deseos del gusto, ese deseo propio, cómo podemos hablar de amar al prójimo, de aprender de los Santos para salvar al mundo[3].

Qué te pareció, Teressa, hay muchas personas famosas que se han vuelto vegetarianas y nos han dejado un mensaje impactante.

— Ya lo decidí, mi propósito de lo que falta del día es investigar más sobre frases de los famosos vegetarianos. Las voy a analizar y a compartir con mi esposo. Te contaré como me va.

— Me parece bien. Fíjate que en el transcurso del día he aprendido más de lo que me imaginaba. Me acabo de enterar que el dueño de este restaurante también le interesa difundir los beneficios de ser vegetariano a través de este trifoliar.

Sabes, Rafael, que Richard Gere es uno de mis actores favoritos, es un buen ejemplo a seguir. No sabía que también era vegetariano.

Eso me alienta a reconsiderar la dieta que tengo y a convencer a mi familia que también lo haga. He estado con una inquietud, eso de la eterna juventud que me mencionaste, ahora sí dime de qué se trata.

— Qué bueno que eres curiosa y que no se te olvidan las cosas.

— ¡A quién no le va a interesar verse joven!

— Ya que hoy es el día oficial de las frases de personas famosas, te lo voy a contar con una frase que dijo George Bernard Shaw: "Se hizo vegetariano a los veinticinco años, una vez le preguntaron qué hacía para volverse tan juvenil y él respondió: Yo aparento la edad que tengo, son los otros que se ven más viejos, pero ¿Qué se puede esperar de gente que se alimenta de cadáveres?".

— Es una frase impresionante pero cierta. Ahora te pregunto ¿Tú me notas más joven de la edad que tengo?

— Te soy sincera, parece como si tuvieras veinticinco años, no la edad que tienes. De todos los compañeros que estudiábamos la Maestría, tú eras el que se miraba más joven.

— ¿Por qué crees, Teressa, que me miraba más joven?

— Porque eres de las personas que se comen los años. Como los que nacieron en año bisiesto, cada cuatro años te comes un año. Jajaja.

— El hecho que me mire joven no se lo debo al año bisiesto. Eso lo descubrí el día de hoy, platicando con mi papá en la mañana. Lo que me hace verme más joven que las demás personas, es la dieta vegetariana que llevo. ¿Sabes por qué la mayoría de personas no aparentan la edad que tienen?

— Por comer carne.

— Estás en lo correcto.

¿Qué porcentaje de las personas que tú conoces son vegetarianas?

— Solo te conozco a ti y a otro paciente que me contó que es vegetariano.

— Entonces no soy yo el que se mira más joven, en general los que se alimentan de carne se miran de más edad.

Comer animal muerto no es bueno para tu organismo. Para encontrar la fuente de la eterna juventud, no tienes que comprar medicamentos especiales, ni agua de algún manantial de un país lejano, ni algún elixir fuera de lo común. ¡Sólo necesitas dejar de comer carne y la encontrarás!

No está de más decirte que ahora estamos hablando sólo de la parte física, también es recomendable tener un equilibrio en la parte mental y en la espiritual. Todo es un sistema que interactúa al unísono.

— Me asombro de tu descubrimiento. ¿Si dejo de comer carne me voy a ver tan joven como tú?

— Te vas a ver más radiante y también entrarás al grupo de los come años, sin tener que gastar sumas exorbitantes de dinero para lograrlo.

Sólo se necesita tu fuerza de voluntad y aprender a tener una mejor dieta. El beneficio es para ti y también contribuyes con nuestro amado planeta al no demandar productos cárnicos.

— Ya son varios los motivos para hacerlo. No te prometo que lo haga hoy, pero sí estará entre mis propósitos del otro año.

Si es cierto todo lo que has dicho, difundiré tu mensaje con todos mis pacientes, para que lleven una mejor dieta y se mantengan sanos.

— Te aconsejo que recopiles todas tus vivencias y las difundas por medio de pláticas y conferencias, para que tu fuente de la eterna juventud llegue a más personas.

— No lo había considerado, Teressa. Puede ser una buena forma de difundir mis experiencias y servir de ejemplo para que las personas consideren seguir una dieta vegetariana.

— Hoy sembramos la semilla que germinará en este nuevo año que viene. Yo siembro la semilla para seguir una dieta vegetariana y tú siembra la tuya para difundir tu mensaje. ¿Qué te parece, Rafael?

— Todavía tengo varias horas para averiguar más sobre la dieta vegetariana y poder compartirla con mis amigos. Te propongo que aparte de las otras reuniones que tengamos el otro año, nos reunamos el 24 de diciembre del otro año en este mismo restaurante para saber si nuestra semilla dio frutos.

— De una vez lo voy a anotar en mi nueva agenda del otro año: reunión con Rafa el 24 de diciembre para saber si dio frutos nuestra semilla.

— Voy a pedir la cuenta. Juan, la cuenta por favor.

— En un momento se las traigo.

— Gracias, Rafael, por esta invitación, la comida estuvo deliciosa. Lo más importante fue que aprendí algo nuevo contigo: los beneficios que tiene la dieta vegetariana. Espero poder decirte el otro año que pertenezco al bando de los vegetarianos.

— Fue un gusto para mí reunirme contigo. Espero que todo lo que hablamos el día de hoy sea para beneficio mutuo.

— Aquí está la cuenta.

— Gracias, Juan. De una vez te doy el efectivo, quédate con el cambio.

— Gracias, caballero, es un placer haberlos atendido. Esperamos que vuelvan, esta es su casa. ¡Feliz día y Feliz Navidad!

— Igual para ti, Juan.

— Igual, Juan, Feliz Navidad.

— Bueno, Rafael, que tengas una feliz Navidad, que Dios te siga inspirando para "vegetarianizar" a muchas personas más. Me cuentas cuando empieces a dar tus pláticas. No lo vayas a dejar sólo en ideas.

— Gracias, Teressa, hoy me has dado un gran chispazo. Todos aprendemos algo nuevo cada día. Espero haberte servido de inspiración para tu nueva vida como vegetariana.

Que pases una Feliz Navidad al lado de tu esposo y tu hijo. Muchas bendiciones de Dios para ti y tu familia.

— Feliz tarde

— Adiós, Teressa.

Teressa me dejó pensando. ¿Dar pláticas?

Lo bueno es que no tengo prisa para irme, voy a esperar un rato en el carro. Son tantos los pensamientos que vienen a mi mente.

Dedicaré todos estos días de fin de año para indagar más a fondo, sobre los beneficios que brinda una dieta vegetariana. En cada momento que tenga oportunidad, propagaré mi mensaje.

Todavía es temprano, tengo tiempo para ir a mi casa, antes de mi reunión de la noche.

11

3:00 PM

Plan de inicio
al vegetarianismo

Los animales necesitan nuestra ayuda, San Francisco
se interesaba por los animales desvalidos y por los pobres.

JUAN PABLO II

Por fin llegué a mi casa, reconozco que estuvo rico el almuerzo, pero no hay como la comida hecha en casa. Es fresca, rica y sabrosa.

— Hola a todos, ¡ya vine!

— Hola, hijo. Nosotros también acabamos de venir. Ya terminamos nuestras compras navideñas.

— ¿Dónde están mis hermanos?

— Están en la cocina, todos vienen con hambre. Se están preparando su refacción.

— Los voy a saludar.

— ¿Como les fue con sus compras?

— Nos fue bien, conseguimos todo lo que queríamos.

— Sí, fue una gran día de compras, cansados, pero contentos.

— ¿Vos, que estabas haciendo?

— Fui a almorzar con la Dra. Teressa al restaurante vegetariano. No habíamos tenido un día libre para re-unirnos, por eso decidimos juntarnos hoy.

— ¿Cómo te fue en el almuerzo?

— Posiblemente empiece el otro año una dieta vege-tariana.

— Entonces, te fue bien.

— Sí, considero que le llegó bien el mensaje a la Dra., de los beneficios que aporta dejar de comer carne. Si se convierte, será un gran logro alcanzado.

Necesito aprender más sobre los inicios del vegetaria-nismo y todas las ventajas que aporta. Voy a preguntarles a mis papas sobre ello.

— Adelante, hermano.

— Aprovecha que están descansando.

— ¿Los puedo interrumpir? Tengo muchas dudas sobre la dieta vegetariana. Quiero saber: ¿cómo fue que ustedes se volvieron vegetarianos?

— Adelante, hijo. ¿por qué te surgieron estas inquietudes?

— Fíjate madre que con mi papá ya habíamos platicado en la mañana, sobre los valores nutricionales, ahora estoy interesado en conocer cómo fue que ustedes dejaron atrás una dieta carnívora y porqué todos en la familia somos ovo-lacto-vegetarianos.

— Al final de los años '70, cuando estaba estudiando en la universidad, estaba de moda practicar la meditación para alcanzar otros niveles de consciencia. Para que el cuerpo ayude alcanzara una comunión divina con el cósmico, recomendaban dejar de ingerir alimentos de origen animal.

Con otros dos amigos nos propusimos dejar de comer carne por un mes y experimentar los efectos en la meditación.

Para mis amigos fue difícil dejar de comer carne, para mí fue fácil adecuarme a una dieta vegetal, ya que mi consumo de carne era mínimo.

Con el pasar de los días experimenté cambios en mi organismo, me sentía libre, con digestión más relajada, se empezaron a desaparecer las espinillas, me sentía con más energía para ir a entrenar karate y lo mejor de todo, entraba a niveles más profundos de meditación en un corto período de tiempo.

— ¿Qué experimentaron tus amigos?

— Yo me sentía de maravilla, encantada de dejar de comer carne. A mis amigos les costó dejarla. Mis amigos sentían grandes beneficios al momento de meditar y también más energías durante el día.

— ¿Completaron el mes, sin comer carne?

— Lastimosamente no lo completaron, ninguno de mis amigos continuó con la dieta vegetariana, solamente yo. Fueron dominados más por su estómago, que por su mente.

Hasta la fecha sigo teniendo una dieta vegetariana.

— ¿Qué pasó con mi papá, siempre fue vegetariano?

— Esa es otra buena historia. Al conocernos con tu papa, él comía carne. Tuvo que dejarla, porque los platillos que le preparaba, eran todos vegetarianos.

La ventaja de tu papá, es que se adecúa a cualquier cambio. Hasta la fecha no nos hace falta comer carne. Te das cuenta que somos felices así y vivimos saludablemente.

— ¿Porqué decidiste seguir una dieta ovo-lacto-vegetariana y no de otro tipo?

— En su momento, investigué todo lo referente a las dietas vegetarianas. De la historia del vegetarianismo, recuerdo que le atribuyen su origen al Budismo y a las religiones primitivas de la India, que se relacionan con la prohibición de sacrificar animales. Ellos creían en la transmigración de las almas, es decir, en la reencarnación de los animales.

El vegetarianismo se hizo famoso en Europa, en el siglo XVIII, en donde apoyaban el retorno de una vida más sencilla, a lo "natural". A finales del siglo XIX cobró auge el vegetarianismo en Inglaterra, con la creencia de que el consumo de alimentos vegetales, los conducía a la salud y la virtud, mientras que el consumo de carne en general, conducía a la "enfermedad, la superstición y al crimen".

— Entonces todas las dietas buscaban seguir lo natural, para tener más salud y armonía en sus vidas.

— Eso era lo que se buscaba, ahora si hacemos una encuesta a las personas que son vegetarianas, acerca del porqué de su elección, tendrán distintos motivos, entre ellos están:

Justificaciones dietéticas: los que rechazan el consumo de carne, ya que consideran que se trata de un alimento muerto, tóxico o muy manipulado.

Sobre la ética: los que creen que ningún animal debe sufrir y ser sacrificado solo para complacer el apetito del ser humano.

Las sociales: las personas que están en rebeldía contra los excesos de la sociedad de consumo actual, en contraste con los países en vías de desarrollo o personas con recursos limitados.

Los humanitarios: los que apoyan la reducción del gasto involucrado en la producción de carne como alimento y aumentar el consumo de alimentos vegetales en detrimento de los de origen animal, para luchar contra el hambre en el mundo.

— Todas son razones valederas, madre. Le agregaría la espiritual, en donde el cuerpo entra en una nueva vibración energética y está en perfecta comunión con el creador.

— Esa razón también es válida. Ahora, volviendo a tu pregunta, sobre los distintos tipos de vegetarianos que hay. Hay muchas modalidades, pero las más completas y menos estrictas son: vegetarianismo y ovo-lacto-vegetarianismo y sus tendencias cercanas: ovo-vegetarianismo y lacto-vegetarianismo. Lo beneficioso del ovo-lacto-vegetarianismo, es que admiten alimentos vegetales (cereales, patatas, legumbres, verduras, frutas frescas y frutos secos, aceites y otras grasas), el consumo de miel, lácteos y huevos, como alimentos de origen animal.

— Es completa la dieta ovo-lacto-vegetariana, ¿qué me dices de las otras categorías que existen?

— Esos son regímenes más estrictos, en donde se debe llevar un control cuidadoso, para que no exista un desequilibrio nutricional. Entre ellos te puedo mencionar a los vegetalinos o vegetalistas, que sólo incluyen alimentos vegetales y no admiten, huevos, lácteos, ni miel. Están los veganos o veganistas, que llevan un dieta similar a los vegetalistas. Los cerealistas, o dieta macrobiótica, a base de cereales. Los frugívoros, se alimentan exclusivamente a base de frutas frescas, secas y bayas. Por último, los crudívoros, que sólo ingieren alimentos crudos.

Como te das cuenta, son dietas más estrictas y más difíciles de llevar. Considero que ningún extremo es bueno. Una alimentación excesiva con productos animales es mala, así como una alimentación extremistas de sólo verduras puede ser contradictoria también.

Me pareció que la dieta ovo-lacto-vegetariana era la más equilibrada de todas, por eso elegí esa.

— Desde el punto de vista nutricional ¿Cómo te diste cuenta que era completa?

— Está demostrado que una dieta ovo-lacto-vegetariana bien formulada, puede ser consistente y tener buen aporte nutricional. Las dietas vegetarianas no estrictas en personas sanas y correctamente diseñadas, no ocasionan

ningún riesgo para la salud y pueden cumplir perfectamente con las necesidades nutricionales de cada indivi-
duo.

En ciertas etapas de la vida en que las necesidades de
ciertos nutrientes están aumentadas, por ejemplo, en el
embarazo, la lactancia y en las etapas de crecimiento y
desarrollo de la infancia y la adolescencia, existe un mayor riesgo que aparezca un déficit de hierro. En esos casos es necesario recurrir a suplementos, siempre bajo
supervisión profesional.

Respecto a las dietas más estrictas, puede ser que no
todas satisfagan las necesidades del organismo, a pesar
que se ingieran suplementos alimenticios, porque no incluyen alimentos básicos que son necesarios para que el
cuerpo funcione correctamente cada día.

— Tienes razón, madre, las dietas vegetarianas, que
no son estrictas, aportan buenos nutrientes a nuestro
cuerpo. Ahora entiendo porqué existen variedad de alimentos en las comidas que consumimos todos los días.

— Una dieta ovo-lacto-vegetariana debe incluir una
variedad de alimentos, para que esté balanceada.

Para suplir el calcio y las proteínas, incluyo en el almuerzo productos derivados de los lácteos y productos a base de soja.

Para ingerir la proteína necesaria, todos comemos huevos en el desayuno. Se recomienda ingerir de 4 a 5 huevos a la semana.

También es importante ingerir cantidades suficientes de cereales, féculas y legumbres.

— ¿Esas cuáles son?

— El pan integral, el arroz, las pastas, la patata, las lentejas, los garbanzos, los frijoles, por darte unos ejemplos.

He investigado que la proteína es más completa al combinar las legumbres con el arroz, o las patatas y cereales con la leche.

— El cereal con leche, en la noche, es uno de mis platos favoritos.

— Ahora ya sabes, que el cereal es una buena fuente de proteína, siempre y cuando, sea un cereal completo.

Como te estaba contando, es recomendable consumir dos platos al día de verduras y hortalizas. He ahí lo beneficioso de comer ensaladas todos los días.

Tomar como mínimo tres piezas de fruta al día e incluir nueces y semillas, también es fundamental.

Otra de las deficiencias que se menciona sobre las dietas vegetarianas, es el bajo consumo de hierro. Se recomienda, para mejorar el aprovechamiento del hiero vegetal, acompañar la comida con alimentos ricos en vitamina C. Entre estos alimentos están, el pimiento, las legumbres, el jugo de limón para las ensaladas y las verduras cocidas.

También se debe incluir complementos dietéticos, tales como: germen de trigo, levadura de cerveza, polen, algas, salsas de soja y germinados. Pero no te confundas en tomarlos en cuenta como alimentos base, porque nunca pueden sustituir un alimento.

Por último, en algunos días de la semana te habrás dado cuenta que incluimos en el almuerzo carnes vegetales.

— La carne vegetariana me gusta, es rica en la forma en que la preparan.

— Los alimentos derivados del trigo y la soja ayudan a que la dieta sea más completa y variada. Por supuesto que a un carnívoro le va parecer raro el sabor de todos estos productos. Tú, que no tienes un paladar carnívoro, los sientes deliciosos.

— A mi me parecen ricos todos los alimentos que imitan a la carne.

— ¿Tú que opinas de todo esto, padre? Recuerda que hablamos en la mañana sobre todo el valor nutricional de los alimentos.

— Apoyo a tu mamá en todo lo que te ha dicho. Es un arte preparar los alimentos y combinarlos equilibradamente para que cada plato incluya los valores nutricionales que nuestro cuerpo necesita y además que sean ricos al paladar.

Ya que te encuentras en tu fase de investigar sobre la dieta vegetariana, te recomiendo que apuntes toda la información que recibes cada día para luego darla a conocer con otras personas.

— No estoy apuntando, pero sí cargo mi celular activado para grabar audio. Si no, se me puede pasar esta valiosa información.

— Eres inteligente, hijo. Ni sabíamos que nos estabas grabando.

Para complementar lo que dijo tu mamá, sobre la dieta ovo-lacto-vegetariana, te voy a contar sobre el plan de inicio al vegetarianismo, que le recomiendo a mis pacientes. Presta mucha atención a los 10 puntos que lo contienen, mejor si lo grabas.

— Listo, ya revise mi celular y está grabando.

— Primer punto: *Llevar una dieta vegetariana equilibrada.* Dieta equilibrada significa obtener a través de la alimentación la cantidad suficiente de nutrientes que precisa el organismo cada día para su óptimo funcionamiento. Con una dieta vegetariana es posible obtener las proteínas, los hidratos de carbono, las grasas y todas las vitaminas y minerales, si se eligen y combinan acertadamente todos los alimentos.

Segundo punto: *Elaborar recetas sencillas.* La opinión de muchas personas, respecto de la dieta vegetariana, es que es difícil llevarla a cabo, sus recetas son complicadas y hay que gastar mucho dinero en ello. Hay muchas recetas vegetarianas sencillas de hacer, que requieren poco tiempo, dinero y dedicación y es posible disfrutar de nuevos platos, sin agobiarse en la cocina.

Tu mamá mencionó varios ejemplos, a ellos les agregaría, preparar flanes de verduras, que se realizan a partir de una crema o de un puré de verduras. La textura de este plato debe tener consistencia cuajada, homogénea y suave, para conseguirla, se le agrega huevos, nata y leche. Son sencillos de elaborar y es una manera diferente y original de comer huevo en la dieta.

Las hamburguesas vegetales, también son fáciles de cocinar. Para que sean nutritivas deben llevar además de los vegetales algún tipo de legumbre, frutos secos, huevo, cereales como el arroz o harina.

Otra receta simple de preparar son las brochetas vegetales, o verduras asadas.

Todas estas y muchas otras recetas han ayudado a muchos de mis pacientes a volverse vegetarianos.

Tercer punto: *Aprovechar el valor de los alimentos de temporada.* En cada comida se deben de agregar gran variedad de frutas y verduras, si has sido observador, has visto que tratamos de incluir los alimentos de la temporada en cada plato.

Las frutas y hortalizas de temporada son los alimentos más convenientes para consumir. Consiguen su desarrollo óptimo si crecen en la época que marca su calendario natural, lo que las hace nutritivas y deliciosas.

Por otro lado, son más económicas y su calidad organoléptica, según aseguran los especialistas en gastronomía, es también mejor.

— ¿Qué es eso de organoléptica?

— Es el sabor, aroma y textura de cualquier alimento.

— Esa es una palabra nueva para mi vocabulario.

— Apúntala. Continuando con los alimentos de la temporada, al consumirlos, contribuimos a respetar el ciclo natural de producción, lo que conlleva una repercusión positiva para el medio ambiente.

Cuarto punto: *Preferir alimentos integrales.* Un alimento integral, es menos procesado, conserva mayor cantidad de vitaminas, sales, minerales y fibra.

Sustituir la pasta, el arroz, las galletas y la harina por sus versiones integrales, es una elección sana y más nutritiva. Como en todo, les aconsejo a mis pacientes, que hagan el cambio poco a poco, para que se acostumbren a los nuevos sabores y texturas.

— Nosotros nos acostumbramos desde pequeños a comer sólo alimentos integrales.

— Desde una edad temprana todo es más fácil y se crea con más facilidad un hábito alimenticio.

Quinto punto: *Preferir las bebidas vegetales y naturales.* El mercado ofrece variedad de bebidas elaboradas a partir de alimentos vegetales. Pueden ser de soja, arroz, avena, e incluso, de frutos secos, como almendras y avellanas. Su sabor es muy diferente al de la leche de vaca, aunque muchas de ellas agregan aromas artificiales para hacerlas más gustosas al paladar, como la vainilla o el cacao.

Las bebidas vegetales contienen menos cantidad de calcio disponible para el organismo que el que tiene la leche de vaca, salvo que estén enriquecidas en este mineral, aunque este inconveniente se puede resolver, si la dieta incluye otros alimentos ricos en calcio.

Lo natural siempre será lo mejor para nuestra dieta, es recomendable preparar nuestras propias bebidas naturales. Hay un sinfín de mezclas que podemos hacer con todas las frutas que existen en el mercado. Preferiblemente consumirlas en el instante, para evitar la oxidación. Un vaso al día de licuados de frutas, provee una gran cantidad de vitaminas y minerales al organismo.

Sexto punto: *Combinar con acierto los vegetales.* Consumir variedad de vegetales, es buena manera de conseguir proteínas tan completas, como las presentes en huevos, carnes, pescados, lácteos, que contienen todos los aminoácidos esenciales que el organismo requiere para formar sus propias proteínas.

Las legumbres, a excepción de la soya, y los frutos secos son deficitarios en el aminoácido esencial metionina, así como los cereales lo son en lisina. Al combinar en un mismo plato, o a lo largo del día, legumbres con cereales, por ejemplo: lentejas y arroz, o frutos secos con cereales, por ejemplo: ensalada de pastas y nueces, se obtienen todos los aminoácidos esenciales.

El secreto está en saber hacer las combinaciones diarias para cada platillo.

Séptimo punto: *Consumir de 4 a 5 huevos a la semana.* Las conclusiones de diversas investigaciones desarrolladas a principios del año 2,000, no dejan lugar a dudas: el huevo es un alimento muy completo y saludable, de buena relación calidad-precio y de excelentes cualidades nutricionales.

Se aconsejan ingerir, entre 4 a 5 huevos a la semana.

En ellos se encuentran las proteínas de mayor valor biológico, más completas, incluso, que las de la carne, el pescado o los lácteos.

Además, tienen la ventaja de ofrecer muchas posibilidades para su preparación: en tortilla, revuelto, frito, a la plancha, cocido, o como ingrediente para flanes, natillas, crepes y salsas.

— ¿Qué te ha parecido lo que hemos hablado hasta ahora?

— Estoy como una esponja, absorbiendo todo lo que me dices. Es interesante.

— Octavo punto: *Aprovechar el valor de los frutos secos.* Su elevada y saludable concentración de nutrientes, entre ellos grasas saludables, ácidos grasos esenciales, proteínas, fibra, minerales y vitaminas, convierte a los frutos secos en un complemento esencial en la dieta. Se pueden tomar solos, o como ingredientes en diferentes preparaciones.

— Noveno punto: *Aderezos y otros condimentos nutritivos.* Para hacer más sabrosos y nutritivos muchos platillos, se pueden emplear distintos aderezos y condimentos, fáciles de encontrar en cualquier supermercado. Entre ellos están, la levadura de cerveza y el germen de trigo, que son complementos nutritivos que combinan bien con los jugos y las ensaladas.

Los alimentos germinados, entre ellos, el más conocido: el brote de soja, sirven para enriquecer en sabores, texturas y nutrientes los platos a los que se añaden.

Como sustitutos naturales del azúcar están la melaza y la miel. Ambos se pueden emplear para endulzar y dar sabor a multitud de postres y bebidas.

— Décimo punto: *La soja y sus derivados.* Son incontables los estudios que destacan las virtudes nutritivas de esta completa legumbre y de sus productos derivados. La soja se puede emplear en la cocina como una legumbre más. También se pueden probar distintos derivados de la soja, como: la harina, aceite de soja, lecitina, salsa de soja, bebida de soja, tofu, cuajado de soja, tempeh y brotes de soja germinados[4].

Como verás, hijo, estos son los consejos que les doy a mis pacientes que están interesados en dejar de comer carne. Son recomendaciones importantes para lograr una dieta equilibrada.

— Cualquier cambio en una dieta requiere un esfuerzo, con esta guía que le das a tus pacientes, considero que no sería difícil dejar de comer carne.

— He tenido varios casos exitosos, en donde las personas siguen una dieta vegetariana y ya no extrañan la carne.

Iniciarse en una dieta vegetariana, es provechoso para la salud, se invierte poco dinero y existen variedad de platillos, que se pueden preparar, para satisfacer el buen paladar.

— Me doy cuenta, padre. No es tan difícil, como muchos creen.

12

4:00 PM

Los alimentos vivos

Cuando un hombre se apiade de todas las criaturas
vivientes, sólo entonces será noble.

BUDA

— Ya que aprendiste sobre cómo iniciarse en una dieta vegetariana, ahora te voy a hablar de otro tema importante. A mis pacientes les hago con regularidad la siguiente pregunta: ¿cuántas libras de alimentos considera que ingerimos al día?

Son pocos los que contestan acertadamente. ¿Cuántas libras crees tú?

— Tres libras.

— Una persona, en promedio, ingiere entre cuatro y cinco libras, de alimentos al día. A lo largo de la vida, eso supone una ingesta aproximada de 60 toneladas al año.

¿De todos los alimentos que ingerimos al año, cuáles crees que son alimentos vivos[5] y cuáles no?

— Me gustaría, que primero me explicaras, qué son los alimentos vivos.

— Los alimentos vivos, son todos aquellos que fueron creados para nuestro consumo, sin pasar por un proceso industrial para su producción. Existen en estado fresco, entre ellos están: frutas, verduras, granos, semillas y frutos secos. Sus únicos envoltorios, son las cascaras naturales que los recubren. Se caracterizan porque tienen un aspecto robusto, sano y vivo.

A estos alimentos no se les ha añadido ningún químico para su preservación, no han sido químicamente alterados ni modificados por el hombre.

Los alimentos vivos se pueden cultivar y cosechar. Protegen al cuerpo de enfermedades cardíacas, degenerativas, de cáncer y de obesidad.

— Entiendo que los alimentos vivos, son todos los que nos dan vida.

— Entiendes rápido, hijo, esa es la realidad.

— Si los alimentos vivos nos dan la vida, ¿Qué crees que aportan los otros?

— Cosas malas.

— A los otros alimentos les dicen: alimentos muertos, son todo lo contrario a los vivos. Son alimentos vivos que han sido alterados por el ser humano en una variedad de formas, para lograr que duren el mayor tiempo posible y que sean adictivos para el consumidor.

A estos alimentos les agregan grasas hidrogenadas creadas por el hombre, grandes cantidades de azúcar, las cuales aparecen con los nombres de: "destrosa", "sirope de maíz", "fructosa" y "glucosa". Estos ingredientes artificiales, tóxicos para el ser humano, se encuentran presentes en la mayoría de alimentos procesados, en productos como galletas, pasteles, snacks, productos enlatados, productos en conserva, comida rápida, etc.

— Voy a prestar más atención a las etiquetas de todos estos productos.

— Presta atención a los ingredientes de los productos empacados, te darás cuenta que tienen muchos nombres para indicar que le agregaron azúcar, sal, grasa hidrogenada y demás preservantes. Estos productos no pueden llamarse alimentos, en realidad son productos comestibles que carecen de nutrientes.

— Entonces, los supermercados están repletos de productos procesados.

— Ahora sabes, que es más fácil y barato comprar productos procesados, que alimentos vivos.

— ¿Qué es lo que le agregan para que sean tan adictivos y tengan buen sabor?

— Déjame contarte, las empresas de alimentos contratan a científicos y químicos especialistas para crearlos. Fabrican los alimentos para que sean atractivos a la vista, al gusto y al tacto. Logran que a los consumidores les resulte irresistible probarlos.

También contratan a personas especialistas en el empaque y la promoción, les agregan juguetes para que les guste a los niños y otras promociones para incentivar su compra.

Estas empresas de alimentos realizan grandes procesos industriales para que sus productos lleguen al cliente final, que sean de su predilección y que se mantengan fieles a sus marcas.

— Tienes mucha razón, padre, cuando uno está en el supermercado, siente muchas ganas por comprar variedad de productos alimenticios procesados.

— Juegan con la mente del consumidor, para convencerlo de que compre su marca.

Presta atención a esto, la mayoría de los alimentos muertos, a los cuales les digo "alimentos de laboratorio", carecen de vitaminas, minerales, fibra, enzimas y antioxidantes. Les quitan la fibra y el germen de trigo, los cuales son ricos en nutrientes. Estos elevan el azúcar en la sangre, provocando obesidad. En general, poseen pocos nutrientes, son alimentos sin vida.

— ¿Qué ejemplos me puedes mencionar de alimentos muertos, que no debemos consumir?

— Empecemos por mencionar la carne. Nosotros, que somos vegetarianos, no tenemos problemas con no comerla, pero las personas que están acostumbradas a consumirla, deben saber que hay ciertas carnes más tóxicas que otras.

Se deben evitar las carnes frías, las carnes empaquetadas y todos los embutidos, porque tienen altos contenidos de grasas saturadas, les agregan sal en exceso y productos químicos. Contienen muchos nitritos y nitratos, los cuales son usados en el proceso de curado de los productos cárnicos. Lastimosamente presentan varios riesgos, ya que provocan toxicidad aguda al ser humano, también conllevan la formación de nitrosaminas, las cuales son causantes de cáncer.

Yo les recomiendo a mis pacientes dejar de comer carnes rojas, si no pueden dejar de hacerlo, abstenerse por completo de las carnes procesadas, como los embutidos que venden en el mercado.

— Es común comer perros calientes, debido a la necesidad de un almuerzo rápido, pero ahora que menciones el daño de las carnes procesadas, ha de ser malo estar comiendo tantos perros calientes.

Me da risa, porque cuando pido un perro caliente, le regalo la salchicha a mis amigos, porque sólo me como lo demás y el pan. Literalmente es un perro caliente a medias.

— Eso que le regalas a tu amigos, es lo más toxico del perro caliente.

Se recomienda que los niños no consuman perros calientes, ni carnes procesadas, ya que un estudio descubrió, que los niños que consumen más de dos perros calientes al mes, tienen nueve veces más probabilidades de desarrollar leucemia infantil. También es peligroso el consumo para las madres en el período de embarazo, ya que están relacionados con el riesgo de desarrollar tumores cerebrales en la niñez.

Son comidas apetecibles por todos, pero producen tanto daño al cuerpo, que deberían ser prohibidas por las autoridades de salud.

— ¿Qué otras comidas debemos evitar, padre?

— Debemos evitar a toda costa, la comida rápida, porque contiene cantidades elevadas de grasa trans.

— He escuchado ese tipo de grasa, ¿exactamente, por qué es dañina?

— Déjame terminarte de contar sobre la comida rápida y el daño que ocasiona al cuerpo humano. Contiene sustancias llamadas acrylamides, las cuales son productos químicos tóxicos formados por la combustión de aceite e hidrocarbonos. Son altamente carcinógenos y no se deberían de consumir.

Respecto de las grasas, te cuento que hay *grasas que sanan,* entre ellas encontramos: las omega-3 y las monoinsaturadas, las *grasas moderadas*: saturadas y poliinsaturadas y las *grasas que matan*: las grasas trans o hidrogenadas y las parcialmente hidrogenadas.

Entre los alimentos muertos que debemos evitar están las grasas hidrogenadas y parcialmente hidrogenadas, ya que son creadas de forma artificial. Les añaden átomos de hidrógeno a las grasas y aceites líquidos, logrando que esos aceites estén en forma sólida a temperatura ambiente. Lastimosamente, ese proceso químico altera la estructura de la grasa, convirtiéndola en un "ácido trans" no natural, que se convierte en un enemigo del corazón, elevando los niveles de colesterol malo, LDL y disminuyendo los niveles de colesterol bueno, HDL. Al cuerpo le es difícil eliminar la grasa trans.

Estas grasas están presentes en la margarina, la manteca y en la mayoría de mantequillas de cacahuate. Se encuentran en casi todos los productos que hay en los supermercados, como pasteles, galletas, barras nutricionales, alimentos procesados y empaquetados.

Las grasas se encuentran en todos estos productos procesados, porque están diseñadas para que su tiempo de vencimiento sea más largo que las grasas buenas, porque son más económicas para usarlas en la fabricación industrial de los productos alimenticios procesados y porque causan adicción al ser humano.

Hay que ver las etiquetas de los alimentos y buscar las palabras: "parcialmente hidrogenado" o "manteca", si aparecen en la etiqueta, evitar comprar y comerse el producto.

Las grasas poliinsaturadas son líquidas a temperatura ambiente y permanecen en estado líquido aun cuando se refrigeran o congelan. Provienen de fuentes saludables, pero están sobreprocesadas cuando llegan al consumidor. Deben consumirse diariamente en pequeñas cantidades, comerlas en exceso aumenta la inflamación, lo cual está relacionado con enfermedades cardiacas, artritis, cáncer y Alzheimer.

— ¿Cuál es la grasa que sí podemos consumir?

— El cuerpo humano necesita consumir grasa. Existe el tipo de grasa buena, que sana el cuerpo y que ayuda a la salud del corazón, cerebro, piel, cabello y partes del cuerpo. Entre ellas está la grasa monoinsaturada, la cual se encuentra en el aceite de oliva extra virgen, aguacates, aceitunas, macadamias, almendras, nueces y avellanas y tenemos la grasa omega 3, de la que platicamos en la mañana.

— Recuerdo que la mencionaste anteriormente, también que era importante consumirla. Más para una persona vegetariana.

— Para recordar lo que platicamos, los ácidos grasos omega 3 se encuentran en peces, algunos mamíferos marinos y en las algas. Es recomendable su ingesta a través del consumo directo de DHA (ácido docosahexaenoico) y EPA (ácido eicosapentaenoico).

— Del DHA y el EPA no me habías contado.

— Son los componentes del omega 3 que deben ingerirse. Al comprar suplementos de aceite puro de pescado, se debe de verificar que contengan ambos.

El DHA protege el cerebro, reduciendo los signos de envejecimiento cerebral. Ayuda contra el Alzheimer, la demencia, los problemas de aprendizaje y la hiperactividad.

El EPA protege el corazón, posee efectos anticancerígenos, antiinflamatorios y antihipertensivos. Reduce el riesgo de arritmias cardiacas, demencia y ataque al corazón.

— Son una maravilla esos componentes del omega 3.

— Por eso te dije que los vegetarianos debemos consumir omega 3, aunque no le guste a la mayoría, tiene muchos beneficios. No dejes de tomarte tus cápsulas todos los días.

— Eso haré. Qué interesante eso de los alimentos muertos. Creemos que estamos consumiendo comida sana y lo único que hacemos es intoxicarnos.

— Todavía no he terminado de mencionarte sobre los alimentos de laboratorio que hay que evitar.

Luego tenemos la harina blanca y el pan blanco. Todo pan, en su proceso de fabricación, comienza con el grano integral, pero para que sea pan blanco, al grano integral se le quita la cáscara, la cual contiene fibra y vitaminas B. Luego es extraído el germen de trigo, el cual está lleno de nutrientes. En el proceso final queda la harina blanca, la cual carece de nutrientes y es usada en el mercado para elaborar pan blanco, pasteles, galletas y pastas.

No se recomiendo consumir pan blanco, ya que produce estreñimiento y se convierte en azúcar rápidamente. Es preferible consumir productos elaborados con harina integral.

— El pan blanco nunca me ha gustado, porque es una masa que cuesta masticar.

— Si añades agua al pan blanco, obtienes una pasta pegajosa, que causa estreñimiento al cuerpo. Es mejor que no te guste el pan blanco, no es recomendable su consumo.

Ahora te quiero hablar de otro producto que es fabricado por el hombre: el azúcar. Es un ingrediente común en la mayoría de productos procesados que encontramos en el supermercado y es adictivo al paladar humano.

Lastimosamente el azúcar es dañina porque contribuye a aumentar de peso y perjudica al sistema inmunitario. Está relacionada con trastornos de conducta, produce osteoporosis, agrava el crecimiento excesivo de levadura en el aparato intestinal, conduce a la diabetes tipo 2, eleva el colesterol y acelera el proceso de envejecimiento.

Como te mencionaba, el azúcar es adictivo, por eso es difícil para la mayoría de personas dejar de consumirla.

— ¿Debemos dejar de consumirla?

— Pienso que no. Debe permanecer en nuestra dieta, ya que nuestro cuerpo y nuestro cerebro la necesitan para su funcionamiento. Pero no necesitamos las cantidades excesivas que se ingieren actualmente.

Es recomendable consumir el azúcar en su estado natural, como se encuentra en las frutas y en todos los alimentos ricos en fibra.

— He visto el mal hábito de agregar bastante azúcar a todas las bebidas.

— El azúcar es adictiva; al organismo le gusta consumirla y pide cada vez más. Debemos ponerle un alto a su consumo en exceso, ya que a largo plazo es el causante de varias enfermedades, como te mencioné anteriormente. Entre ellas, la diabetes tipo 2, una enfermedad tan común en estos tiempos.

Algunos de los sustitutos del azúcar son: la miel de abeja, la rapadura o panela, el azúcar morena, el endulzante natural stevia.

— Entonces, ¿qué alimentos recomiendas que consuman las personas, aún las que no son vegetarianas

— Los alimentos vivos no deben faltar en nuestra alimentación diaria, al menos la mitad de lo que comemos deberían ser estos alimentos.

Se recomienda la ingesta de frutas y verduras orgánicas. ¿Por qué orgánicas? Porque son alimentos que han sido producidos añadiendo al terreno solamente fertilizantes animales o vegetales. Estos se producen sin el uso de pesticidas artificiales y fertilizantes químicos. Proporcionan una nutrición superior sin el daño de los productos químicos que afectan al cuerpo.

— ¿Qué tipos de frutas y verduras recomiendas comer?

— Eso es lo bueno, ¡Todos los tipos! Se recomienda consumirlas frescas y de la estación. Todas las frutas y verduras coloridas contienen antioxidantes, protegiéndonos de gran número de enfermedades.

Se recomienda comer de tres a cinco raciones diarias.

— ¿Qué pasa con las personas que no les gusta comer frutas ni verduras?

— No le agregan vida a su alimentación. Las frutas y verduras son tan necesarias como el aire que respiramos todos los días.

Entre las recomendaciones de alimentos vivos, también están los granos integrales. Los productos integrales son ricos en nutrientes y aportan muchas vitaminas y minerales al cuerpo. También contienen mucha fibra, la cual es una fabulosa eliminadora de toxinas.

Por último tenemos las grasas buenas, de las cuales platicamos anteriormente. Debemos consumir preferiblemente las grasas monoinsaturadas y las grasas omega 3.

— Me has dado otra gran lección, padre. Desconocía sobre los alimentos vivos. Pensé que los alimentos de origen animal eran los más dañinos, pero ahora me doy cuenta que también están todos los alimentos muertos, los cuales no le agregan valor nutritivo a nuestra dieta.

Me siento contento de aprender sobre cómo llevar una buena dieta y así respetar a nuestro cuerpo, alimentándolo con lo mejor.

— Que bueno que te guste aprender y mantenerte actualizado, así podrás dar los mejores consejos a las personas para que cambien su dieta, por una más natural.

13

5:00 PM

La obsesión por comer sano

— ¿De qué tanto hablan? Me dio curiosidad escucharlos desde mi cuarto.

— Hija, tu padre le estaba contando a Rafael sobre los alimentos muertos y los vivos.

— Es un tema interesante. El hecho que seamos vegetarianos nos impulsa a estar investigando sobre las mejores formas de alimentarnos. En tu caso, padre, tu debes estar actualizado en lo referente a nutrición, porque ese es tu trabajo.

— Sí, hija, debo actualizarme y conocer a profundidad el tema de nutrición.

— ¿A qué se debe que estén platicando sobre este tema?

— Estoy interesado en aprender más sobre el vegetarianismo y las mejores formas de alimentarnos, ya que me propuse divulgar a todas las personas que conozco, los beneficios de una dieta vegetariana. Durante el día hemos estado platicando con mi papá y mi mamá al respecto.

— Es un tema amplio. En lo personal, cuando investigo sobre un tema específico, me gusta ver tanto la parte positiva como la negativa.

Ya que es día de aportar sobre el tema de la nutrición, quiero contarles que hace pocos días leí en una revista médica sobre la ortorexia.

Me interesó el tema y lo he estado investigando. ¿Tú lo has escuchado mencionar, padre?

— Sí, la ortorexia es un tema relativamente nuevo, acuñado en los años 90 por el médico estadounidense Steven Bratman[6].

Sé que la palabra ortorexia proviene del griego ortos (justo, recto) y exía (apetencia), por lo que se puede definir como apetito justo o correcto[7].

También sé que es una preocupación extrema por la salud, por comer lo más sano posible y que puede convertirse en un serio trastorno.

— Lo que has dicho es verdadero, padre. Según lo que investigué, es bueno preocuparse por brindarle a nuestro cuerpo los mejores alimentos, el problema se da cuando se convierte en una obsesión.

De una dieta estricta, controlando el consumo de ciertos alimentos, se pasa al trastorno obsesivo. Pero hay mucha controversia sobre este trastorno de la conducta, ya que las asociaciones médicas internacionales aún no la aceptan como una enfermedad.

— Actualmente se le considera una obsesión, y como lo mencionas, como un trastorno de la conducta. Se puede transformar en enfermedad si no se ingieren los alimentos necesarios para completar una dieta equilibrada.

— He leído que las personas que sufren ortorexia, se concentran casi exclusivamente en lo que comen; la comida es el centro de sus pensamientos y de su vida. Generalmente existe rechazo por la carne, las grasas, los alimentos cultivados con pesticidas o herbicidas y los que contienen sustancias artificiales.

— Considero que esa parte es positiva, ya hablamos con Rafael que es recomendable consumir solo alimentos vivos.

— Eso es cierto, pero la obsesión por comer sano va más allá y se preocupan incluso, por la forma de preparación de la comida y de los recipientes en que se cocina. Se dedica mucho tiempo a la planificación de los menús y a la preparación de los alimentos.

Cada pequeña transgresión alimenticia se acompaña de sentimiento de culpabilidad y frustración cada vez más fuertes. Se rechaza todo aquello que no es natural, lo que influye de modo negativo en la vida social de la persona. Comer fuera de casa, en un bar o restaurante resulta impensable para estas personas.

— Llegar a los extremos de una buena alimentación nos lleva al umbral de la obsesión.

— Considero que ustedes nos han inculcado llevar una dieta vegetariana, lo cual es bueno, pero llevar una dieta estricta podría causar daño.

Tengo una amiga que se acaba de convertir en vegetariana, el problema con ella es que eliminó por completo todo tipo de carne y alimentos procesados. Su ingesta de nutrientes es deficiente.

— Dile a tu amiga que llegue a mi consultorio. No es recomendable dejar de consumir carne sin sustituirla por otros alimentos que aporten los mismos nutrientes.

— Por eso he visto que la prevalencia de la ortorexia es mayor en personas muy estrictas, controladas y exigentes consigo mismas. La personalidad suele ser extremista. Las mujeres, los adolescentes y quienes se dedican a los deportes, tales como el culturismo o el atletismo, son grupos más vulnerables, debido a que son muy sensibles frente al valor nutritivo de los alimentos y su repercusión sobre la figura o imagen corporal.

— Cuando la obsesión por comer sano se lleva al extremo, llega un punto en que todo gira alrededor de la comida; se proponen controlar lo que comen, imponerse prohibiciones y programar detalladamente las comidas, todo esto se convierte en una prioridad para poder sentirse seguros, tranquilos y dueños de cada situación.

Se debe tener mucho cuidado, porque en estas personas, domina el deseo de verse perfectas y saludables.

— Raras veces he practicado un test a mis pacientes para confirmar si padecen de este trastorno. Como complemento a lo que has leído, te comento que el Dr. Bratman redactó un test[8] para ayudar a identificar aquellas conductas o comportamientos insanos en la comida. Las preguntas que uno debe contestar son las siguientes:

1. ¿Pasa más de tres horas al día pensando en su dieta?

2. ¿Planea sus comidas con varios días de antelación?

3. ¿Considera que el valor nutritivo de una comida es más importante que el placer que le aporta?

4. ¿Ha disminuido la calidad de su vida a medida que aumenta la calidad de su dieta?

5. ¿Se ha vuelto usted más estricto consigo mismo en este tiempo?

6. ¿Ha mejorado su autoestima alimentándose de forma sana?

7. ¿Ha renunciado a comer alimentos que le gustaban para comer alimentos "buenos"?

8. ¿Supone un problema su dieta, a la hora de comer fuera y esto le distancia de su familia y sus amigos?

9. ¿Se siente culpable cuando se salta su régimen?

10. ¿Se siente en paz consigo mismo y cree que todo está bajo control cuando come de forma sana?

Responder afirmativamente a cuatro o cinco preguntas significa que es necesario relajarse más en lo que respecta a la alimentación. Responder afirmativamente a todas las preguntas, quiere decir que existe una verdadera obsesión por la alimentación sana.

— Cuando mencionaste el test, tuve 4 preguntas afirmativas ¿y tú, Rafael?

— Yo contesté a 3 preguntas de forma afirmativa, Carmen, quiere decir que tengo que relajarme un poco más sobre mi alimentación. Es un test significativo que nos hace ver nuestra realidad sobre la forma en que percibimos nuestra obsesión por la alimentación sana.

— Así es Rafael, también he aprendido que este trastorno puede llegar a afectar la salud. En la medida en que la dieta se hace más severa, si se excluyen alimentos considerados básicos para el normal funcionamiento del organismo, pueden darse situaciones graves, tales como: desnutrición, anemia, déficits múltiples de vitaminas y minerales y alto riesgo de infecciones.

Las consecuencias que tiene este trastorno sobre la vida y el entorno social son: e*l rechazo a comer fuera de casa,* para evitar tentaciones, porque es contrario a sus teorías.

Distanciamiento de amigos y familiares, pues todo el mundo gira en torno a las estrictas normas acerca de la comida.

Cambios de carácter, debido al aislamiento a que suele dar lugar este trastorno, ya que la persona adquiere un carácter irritable y amargo.

Se produce un *círculo vicioso,* debido a la falta de satisfacciones afectivas, lo que conduce a una preocupación aún mayor por la comida.

— La mayoría de expertos coinciden en señalar que hay en la sociedad una tendencia hacia la ortorexia, que se ha incrementado en los últimos años con la repercusión mediática producida por las crisis alimentarias y por el exceso de productos procesados.

Las personas conscientes de que el cuerpo es como un templo, al que solo se le deben ingresar cosas sanas, están en búsqueda permanente de los mejores alimentos. Debemos tener cuidado en no obsesionarnos por la salud, ya que puede convertirse en un serio trastorno.

Rafael, ahora tienes mayor información sobre los extremos de llevar una dieta muy saludable.

— Espero haber ayudado con mi aporte, a mí me parece interesante compartir lo que aprendemos con las demás personas y lograr cambios en la forma de pensar.

— Gracias, Carmen, excelente aporte, he aprendido que todo extremo en la vida es malo y que debemos tener cuidado de no preocuparnos en exceso por una buena alimentación.

— Has aprendido bien, Rafael. Yo los tengo que dejar, porque tengo que seguir con los preparativos de mis regalos, nos miramos más tarde.

— Nos miramos en la noche Carmen.

— Gracias padre y madre por todo lo que me han enseñado el día de hoy. Pienso que la vida se desarrolla paso a paso y en el día de hoy he dado varios pasos seguidos.

Ya tengo definido mi propósito del año nuevo: ¡aprender sobre el vegetarianismo y enseñarlo a todas las personas que conozco!

Aparte de todas las frases de vegetarianos famosos que investigué, tengo que leer otros libros y artículos sobre el tema.

Sin saberlo, desde la mañana empecé a investigar sobre las frases y a empaparme en el tema.

Todas las reuniones que he tenido y las que tendré, me servirán para saber lo que piensan las personas sobre el vegetarianismo.

Para mí es algo normal el hecho de no comer carne, para la mayoría de personas es anormal ser vegetariano y normal comer carne. Lo normal y natural, es que el ser humano está optimizado para comer alimentos vegetales y no de origen animal.

— Te das cuenta, hijo, esto se demuestra en su anatomía humana, ya que somos similares a los animales herbívoros y drásticamente diferentes a los animales carnívoros. También se puede ver en la longevidad y en la salud, ya que cuanta más carne comemos, más enfermedades podemos padecer. Entre estas enfermedades están: enfermedades del corazón, cáncer, diabetes, osteoporosis y todas las demás enfermedades degenerativas.

Por último esta el rendimiento físico, ya que las personas que no comen carne tienen mucha más resistencia y fortaleza física.

— Has dicho una gran verdad.

Permíteme, padre, está llamando Julie.

— Aló, Hola Julie, ¿Cómo te va?

— Bien, gracias, ya voy camino a la reunión. Un poco lento el tránsito, pero está avanzando.

— Hoy es uno de los días en que la mayoría de personas sacan sus carros para hacer sus mandados navideños.

— Salí a las cinco y veinte y llevo ya más de 15 minutos en este tránsito.

— Qué bueno que me llamaste, me quedé platicando con mis papás y mi hermana y no sentí el tiempo.

— ¡No has salido todavía!

— No, pero no te preocupes, estoy a veinte minutos del hotel.

— Entonces alístate, porque ya es tarde.

— Nos miramos en el lobby del hotel, antes de las seis. Así entramos juntos.

— Está bien, dentro de un rato te veo.

— Adiós.

— Adiós.

Disculpen que los tenga que dejar, pero ya me llamó Julie para avisarme que dentro de un rato empieza el convivio de su empresa.

Gracias por todo lo que me enseñaron, me será de mucha utilidad para contárselo a todos mis amigos.

— Aquí estaremos, hijo, para cuando tengas cualquier duda. Aprovecha tu reunión para difundir lo nuevo que has aprendido.

Estaba tan emocionado platicando con mis padres que casi se me olvida la reunión de hoy en la noche. Lo bueno es que todavía tengo unos minutos para arreglarme...

...Listo, ya estoy arreglado.

En esta época hay más tránsito del normal, debo tener paciencia.

Aprovecharé la espera en este atolladero para llamar a mi amigo Pedro. El se convirtió en vegetariano a los 23 años. Me llama la atención saber como le fue con su nueva dieta.

Lo último que me contó fue que ya llevaba más de seis años de haber realizado el gran cambio y que cada día se sentía de maravilla.

— ¡Hola, Pedro¡ Feliz Navidad vos, ¿Cómo te ha ido?

— Que tal, Rafa, Feliz Navidad para vos también. Te cuento que estoy en el supermercado, comprando todos los ingredientes para nuestra cena familiar.

— Ya son varios años que no comes pavo en este día. ¿Qué es lo que comen ahora tu familia? Porque, recuerdo que sólo vos te convertiste en vegetariano.

— Eso fue hace más de seis años, lo que no te he dicho es que mi familia se dio cuenta de los efectos positivos de dejar de comer carne y ahora se convirtieron todos al vegetarianismo.

— ¿Tus papás y tus dos hermanas?

— Sí, así como lo escuchas. Las que están más contentas son mis hermanas, Zulema y Salma. A Zulema le disminuyeron las espinillas que le salían en todo el cuerpo y a Salma le ayudó a bajar las libritas que tenía de más.

— ¡Qué gran noticia, Pedro! Y tus papás qué dicen del cambio. Recuerdo que a tu papá le encantaba hacer parrillada todos los fines de semana.

— A él fue al que más le costó aceptar el cambio, pero como la que manda en mi casa es mi mamá, no tuvo otra opción.

— Jajaja, en tu casa es puro matriarcado.

— Es chistoso, pero es cierto.

— ¿Qué están haciendo para sustituir la carne y comer de forma balanceada?

— Cuando me convertí en vegetariano, le pedí ayuda a una amiga nutricionista para que me dijera cómo sustituir la carne correctamente.

Me aconsejó consumir soya y todos sus derivados, semillas y granos, que comiera cereal de amaranto y quínoa, ya que contienen una proteína completa para una dieta vegetariana. También comprar multivitamínico.

Me dijo que con todos estos alimentos iba a suplir el consumo de carne y consumir los nutrientes necesarios que el cuerpo necesita.

Hasta la fecha no me ha hecho falta la carne. En mi familia todos están contentos porque se gasta menos al comprar verduras y frutas y porque nos alimentamos mejor.

— Quién diría que por el artículo que salió en el periódico sobre la dieta vegetariana, te ibas a convertir.

— Me cambió la vida por completo. A veces necesitamos un chispazo para hacer grandes cambios en nuestra vida.

— Fíjate que tengo la intención de difundir los beneficios de ser vegetariano. Necesito que me cuentes en qué te ayudó el hecho de dejar de comer carne.

— Te recuerdas, Rafa, que antes me gustaba pelear contra el que se me pusiera enfrente.

— Sí, lo recuerdo, eras bueno para las peleas, siempre le ganabas a todos y los dejabas tranquilos.

— Pues sigo siendo bueno, pero eso cambió en mi vida. Ya no soy agresivo, me controlo más. Al principio no me di cuenta de que me estaba convirtiendo en una persona más pacífica, ahora me ves y ya llevo tiempo de no impactar mis puños en otra persona.

— Me alegra tu resultado, es un gran logro.

— Si vos, eso sucedió porque dejé de comer carne todos los días. Bien es cierto que somos lo que ingerimos.

Mi gran cambio se lo debo a que ya no me como a nuestros amigos, los animales. Ahora soy consciente de que todos los animales tiene derecho a nacer, crecer y reproducirse como nosotros los humanos.

— Gracias por contarme tu historia, la voy a tomar en cuenta para enseñarla a otras personas.

— Específicamente, ¿qué es lo que piensas hacer?

— Te cuento que es un gran proyecto para el año que viene. Vos vas a ser el primero en enterarte cuando esté listo. Todavía no te puedo revelar todos los detalles porque recién acaba de nacer la idea el día de hoy.

— ¿Sobre el tema del vegetarianismo?

— Por supuesto. Es sobre dar a conocer las ventajas de ser vegetariano, por eso me interesa tu historia.

— Habérmelo dicho antes, te hubiera contado más detalles.

— Me has dicho todo lo que necesito saber de tu experiencia. Ahora dime una cosa: ¿me autorizas contarla?

— Ni lo dudes, ni lo preguntes. Todo lo que ayude a que más personas conozcan sobre una dieta natural, tiene mi consentimiento.

— Te lo agradezco, amigo, te voy dejando porque ya estoy llegando al hotel donde tengo el compromiso. Te deseo lo mejor en estas fiestas y felicitaciones a toda tu familia por la nueva vida.

— Gracias, Rafa. Éxitos en tu nuevo proyecto, no te des por vencido hasta no verlo finalizado. Tienes mi apoyo en todo lo que necesites.

¡Hasta pronto!

— Adiós, Pedro.

Todo está saliendo a la perfección. Ya tengo mi primera historia de un vegetariano convertido.

Por fin llegue al hotel, faltan pocos minutos para que sean las seis de la tarde y ya pude entrar al parqueo del sótano. Llamaré a Julie para saber por dónde está.

— Hola, amor, ¿por dónde vienes?

— Estoy a tres cuadras del hotel, ¿y tú?

— ¡Ya te gané!, estoy parqueando mi carro en el sótano número tres. Te recomiendo que bajes directamente a este sótano, aquí cerca de donde me quedé hay varios lugares todavía.

— Bajaré al sótano tres.

— Voy a subir y te espero en el lobby.

— Ya estoy entrando al parqueo, mejor espérame en el sótano, estoy allí en unos minutos.

— Aquí te espero. Te tengo que contar tantas cosas. Te apuras.

— Voy bajando, te dejo.

— Bueno, adiós.

— Adiós.

¿Qué le cuento primero? Sobre el proyecto que pienso realizar, sobre el almuerzo vegetariano que tuve con Teressa o sobre la reunión con mis papás.

El día de hoy ha sido un día fuera de lo normal, porque ha sido cargado de muchas actividades y experiencias. Voy a dejar que ella decida qué le gustaría escuchar primero, igual todo llega al mismo punto: divulgar la dieta vegetariana.

Ya viene el carro de Julie.

— Hola, Julie, te ves hermosa. ¡Estás elegante!

— Gracias Rafa, tú también te ves guapo. Subamos, que ya casi son las seis de la tarde y ya va a empezar el evento.

— Me parece, vamos.

Tuvieron buen gusto los de tu empresa en escoger este hotel, porque es de los más elegantes y famosos que hay en el país.

— Estás bien informado. El hotel "Folgata", es reconocido en el país por ser lujoso y elegante.

Sabes que soy muy curiosa, me dejaste con una gran inquietud. En lo que subimos por el elevador, cuéntame: ¿Cómo te fue? ¿Qué es lo que me tienes que contar?

— Tú eres muy curiosa y yo soy regalado para contar las cosas. Lo que me ha sucedido en el día se resume en tres cosas: el almuerzo que tuve con Teressa en el restaurante vegetariano, la plática...

— Disculpa que te interrumpe, pensé que iban a ir a comer a un restaurante chino, el Panda Rice, que es el favorito de tu amiga.

— La convencí de que fuéramos a probar la comida vegetariana al restaurante que tanto me gusta "Flor de la Vida".

— ¿Le gustó ir a comer allí?

— Sí, le encantó. Hasta quiere regresar con sus amigas.

Bueno, como te estaba contando, la segunda cosa es sobre la plática que tuve con mis padres sobre varios temas del vegetarianismo y la tercera es sobre mi nuevo proyecto: difundir las ventajas del vegetarianismo.

— Me interesa que me cuentes sobre tu nuevo proyecto, parece interesante. Sólo que ya llegamos al lobby, déjame ver la invitación para saber en qué salón es el convivio. Dice: Salón los Eucaliptos, en el nivel dos.

Está más cerca si subimos por las gradas que están enfrente del lobby.

14

6:00 PM

Disfrutando del convivio navideño

No; mil veces no; la alimentación carnívora no es necesaria.
Todos los hechos lo prueban, así como el ABC de la fisiología.

DR. CHARLES RICHET

— Sígueme contando, ¿De qué se trata eso de difundir sobre el vegetarianismo?

— Todo tiene relación, todo empezó con la sugerencia de Teressa. Cuando almorzamos me dijo: ¿por qué no difundes tus vivencias como vegetariano?

Desde ese momento han sucedido tantas cosas.

— Qué emocionante está tu idea. Tú siempre has sido vegetariano, puedes influenciar a tantas personas de forma positiva a vivir una vida más sana, como lo hiciste conmigo.

Si te sirve mi experiencia, también la puedes tomar como historia.

— Precisamente eso he empezado a recopilar, todas las historias de personas vegetarianas me serán de mucha utilidad.

— La mayor duda que me surge es: ¿cómo harás para divulgar sobre el vegetarianismo, si nunca lo has hecho?

— Se me acaba de ocurrir, que la mejor forma de enseñar sobre las ventajas del vegetarianismo es dar pláticas gratuitas.

Pero antes de eso recabaré toda la información posible sobre las historias de personas que se han convertido a una dieta vegetariana.

Entre esa historia está la tuya. También son importantes las opiniones de las personas carnívoras, para saber cuál es su realidad y su forma de ver a las personas que no comen carne.

— Antes de conocerte creía que la gente que comía sólo vegetales, y como vulgarmente dicen: que comen sólo hierbas, eran personas raras y desnutridas.

Después de que conocí a una persona tan sana como tú, me di cuenta que sí es efectiva la dieta de comer sólo "hierbas". Jajaja.

— No te burles, porque ahora tú también eres "come hierbas".

— Así es, ahora me estoy uniendo al bando de los come vegetales. Se terminó la alimentación con cadáveres.

— Es interesante, porque cada persona vive su propia realidad, según el bando en el que se encuentra.

Mi intención no es acusar a las personas que consumen algo que a mí no me gusta, sino que dar a conocer los beneficios de una dieta vegetariana, las contraindicaciones de una dieta carnívora y las historias de las personas vegetarianas.

Cada quien tomará sus conclusiones, según su decisión. Está la oportunidad de dar el gran salto para contribuir a un mundo más sano y respetuoso por la vida de todos los animales.

— ¡Bravo, bravo!, mi amor. Me acabas de convencer de ser la primera en asistir a tus pláticas. Has escogido un excelente tema. Es una buena forma de contribuir a la humanidad.

— Tienes razón, ya es hora que despertemos y avancemos como raza humana, lo dijo claro Thomas Alva Edison en dos frases famosas: "La no violencia lleva a la más alta ética, lo cual es la meta de la evolución. Hasta que no cesamos de dañar a otros seres vivos, somos aún salvajes", y dijo esta otra: "El modo de valorar el grado de educación de un pueblo y de un hombre es la forma como trata a los animales".

La evolución de los seres humanos está ligada también a la evolución de los demás reinos que habitan el planeta tierra, entre ellos el reino animal, el vegetal y el mineral.

— Lo que más me sorprende es que el reino animal no lastima ni se aprovecha de los humanos, somos nosotros los salvajes, que alimentamos a los animales para verlos crecer y engordar. Y después matarlos y comérnoslos.

— Da indignación lo que mencionas. Cuando uno se come la carne de esos ricos animalitos, tiene los ojos cerrados sobre todo el proceso que se lleva a cabo para que un pedazo de carne esté en nuestro plato.

Tienes todo mi apoyo para dar a conocer todo lo que piensas contar. Me quedó la duda: ¿de dónde sacaste esas frases de Edison?

— Desde la mañana he investigado sobre frases de famosos vegetarianos, la mayoría las apunté en un papelito que cargo conmigo.

Mi propósito del día de hoy es enseñarlas en cada momento que tenga la oportunidad.

— ¡Eso no me lo habías contado!

— Como te dije anteriormente, son tantas cosas que me han sucedido, tengo tanto que contarte.

Como te acabas de dar cuenta, hace unos minutos el momento ameritó para incluir en la plática dos frases que dijo Thomas Alva Edison.

Qué mejor forma de hacer llegar un mensaje, que aprovechando las frases de personas famosas, que han vivido y experimentado una alimentación natural.

— Me interesa tu punto de vista, ¿Cuántos famosos investigaste?

— Investigué frases de más de treinta personas famosas vegetarianas.

— Tú ya investigaste varias frases de personas famosas que han sido vegetarianas, ahora te hago la siguiente pregunta: ¿ya tienes tu propia frase?

— Qué buena pregunta, pero me sorprendes porque todavía no tengo mi propia frase.

— ¿No crees que ya es momento de que la formules?

— Recién en la mañana investigué sobre las frases y ahora me dices que piense en la mía, no crees que es muy rápido.

— Así son las cosas, te doy hasta el final de la cena para que la piensas y me la digas. Yo sé que puedes lograrlo.

Ya nos quedamos acá afuera bastante tiempo platicando, lo bueno es que ya están entrando todas las personas al salón, entremos rápido para conseguir un buen lugar.

— El salón se ve grande, cálculo que hay como treinta mesas, cada una con capacidad para diez personas.

— Mira, sentémonos en las mesas cerca del escenario, todavía hay dos espacios en la que queda en medio del salón, enfrente de la tarima.

— Apurémonos, porque siguen entrando personas.

— Buenas noches, compañeros, ¿Están apartados estos lugares?

— No, ingeniera Julie, pueden ocuparlos.

— Gracias, tomemos estos asientos, mi amor.

— ¿Nos conocemos de algún lugar? porque no los he visto en la empresa.

— Yo la he visto de lejos, trabajo en el departamento de contabilidad. Mi nombre es Carlos Amado.

— Mucho gusto, Don Carlos, soy Julie Asturias, le presento a mi novio Rafael del Águila.

— Mucho gusto, Julie y Rafael, bienvenidos al convivio. Minutos más tarde y no encuentran lugar frente al escenario.

Ya son las seis y diez minutos y esto no empieza. Que les parece si empezamos a aplaudir, para que los demás nos sigan.

— Aplaudamos todos los de la mesa

— ¡Escuchen!, los de las otras mesas se están uniendo, sigamos aplaudiendo que está dando efecto.

— ¿Escuchó, ingeniera?, no éramos los únicos que queríamos que empezara el evento, todos los asistentes están aplaudiendo.

— Mira, mi amor, ya salió el maestro de ceremonias, ya va a empezar el evento.

— Escuchemos.

— Buenas noches, respetados compañeros. Es un honor para esta empresa estar celebrando un año más de operación. Todo el éxito que hemos tenido es gracias a ustedes, a su esfuerzo y entrega que cada día le han brindado a la compañía.

Esta cena y celebración es dedicada a todos ustedes. Hoy son los artífices de que esta noche sea agradable para todos.

Agradecemos a todos por el sacrificio que hicieron por venir este 24 de diciembre. De antemano les deseamos a todos una Feliz Navidad y exitoso Año Nuevo.

— Bravo.

— Los dejo con las palabras de nuestro gerente general, el Licenciado Mauricio Escobar. Recibámoslo con un fuerte aplauso.

— Aplausos...

— ¡Buenas noches a todos!

— Buenas noches...

— Les agradezco a todos por haber venido, bienvenidos a todos los colaboradores de la empresa "El Diamante, S.A.", a sus familiares, amigos y a todos los invitados....

Mientras escuchan al grupo de música clásica "Stradivarius", todos pueden pasar a servirse a las tres islas de bufé que tenemos.

Gracias de nuevo a todos y buen provecho.

— Aplausos...

— Vamos a comer, mi amor, aprovechemos que sirvieron temprano la cena.

— Ni lo pensamos, vamos a hacer cola.

— Don Carlos, ¿Usted también se va a servir?

— Adelántense ustedes, voy a esperar a que disminuya la cola, gracias.

— Sí, regresamos en un momento.

— Mira toda la variedad de platillos que hay en el bufé, la mayoría tiene carne. Hay carne de pato, carne de pavo, de cerdo y de cordero, pero no hay carne vegetariana.

— ¡Lo que pides tú!, dudo mucho que tengan carne vegetariana. Nunca he visto eso en un bufé.

— Pues lo deberían tener. Por lo menos aquí hay uno que sí la comería. La ventaja es que hay ensaladas y verduras preparadas.

— Me gustaría contarles a todos acá, lo bueno que es dejar de comer carne.

— Toma tu plato, yo ya agarré el mío. ¿Qué les dirías a todos? ¿Cómo los convencerías de que tu dieta es mejor que la de ellos?

— Les diría que una dieta vegetariana lo mantiene a uno saludable, joven y radiante. Que en la vejez no padecerán tantas enfermedades.

— Sabes que no estás lejos de hacerlo, al terminar la cena, dan un espacio para que los asistentes expongan sobre algún tema interesante al público. Prefieren temas relacionados con la empresa y los que aportan algo positivo a las personas.

El año pasado habló el gerente de Recursos Humanos, su plática trató sobre el liderazgo, cómo aplicarlo en el trabajo y en la vida.

¿Qué te parece si te propongo para que hables tú?

— Me tomas desprevenido, no he preparado nada, no sabría de qué hablar.

— Es suficiente que cuentes sobre tu experiencia del día y todo lo que has aprendido. Hoy es tu oportunidad, ¿Te animas?

— No hay más que armarme de valor. ¡Sí, me animo!

— Me alegra, llevemos nuestra comida a la mesa.

— ¿Tienes que pedir autorización antes?

— Sí, lo tengo que hacer. Acomódate en la mesa y empieza a comer, yo voy a pedir la autorización. ¿Específicamente de qué se trataría tu tema?

— "Ventajas de una dieta natural"

— ¿No es dieta vegetariana?

— Eso de último se los digo, es lo mismo, pero dicho de otra forma.

— Eres ocurrente. Ahora regreso. Empieza a comer sin mí, por si te toca exponer antes.

Que hambre me va a dar con estos nervios que me carcomen el estómago. ¿De qué les hablo? ¿Será que les va a gustar oir hablar sobre una dieta natural?, son bastantes personas en el salón.

Me falta lo principal: pedir ayuda divina. "Querido Dios, tengo una oportunidad de difundir mis vivencias y ayudar a que las personas miren la vida de una forma más sana. Te pongo en tus manos esta disertación para que me ilumines con las palabras correctas que debo decir. Acompáñame en todo momento, gracias Dios".

En realidad no hay nada porque temer. Debo aprovechar para exponer mis puntos de vista y todo lo que he aprendido.

— Ya vine. ¿Estás listo? A las siete empiezan las pláticas, tú eres el ultimo en hablar.

— ¿Cuántos van a pasar a hablar?

— Tres personas, igual que el año pasado.

— ¿De qué van a hablar los primero dos?

— Eso no pregunté, dentro de un momento lo sabremos. ¿Cómo está la comida?

— Todo lo que pedí está rico, la ensalada mediterránea está sabrosa, las berenjenas gratinadas y el risotto están como para chuparse los dedos.

— Ahora prueba tu plato, lo único que le quitaría al tuyo es el pavo que te pusieron.

— Lo sé, tú sabes que me ha costado quitarme las carnes blancas. Puedes ver que sólo pedí un pedazo de pechuga de pavo.

— Sí, lo puedo ver. Acuérdate que esa es una decisión personal, en ningún momento quiero que hagas algo a la fuerza.

— Para estar más convencida, quiero escuchar tú plática.

— La plática te la dedico a ti, por el apoyo, comprensión y amor incondicional que tienes hacia mí.

— Gracias, aprecio tu gesto y te deseo lo mejor en tu exposición, que Dios te ilumine y te ayude en todo momento.

Terminemos de comer, que todo está delicioso.

15

7:00 PM

Preparándome para exponer
ante trescientas personas

Ahora os puedo contemplar en paz, puesto que ya no
os como más (al observar a un grupo de peces)

FRANZ KAFKA

— Escucha, ya apareció el maestro de ceremonias.

— Estimado público, esperamos que estén disfrutando de su cena. Es de nuestro agrado cederles a ustedes el micrófono, para que nos platiquen de alguna vivencia en especial, un tema interesante o alguna experiencia que hayan tenido.

¡Ahora reciban con un caluroso aplauso a Juan Soler, auxiliar de contabilidad!

— Aplausos...

— ¡Vamos, Juan!

— ¡Adelante, Juan!

— Gracias compañeros, antes de empezar a platicarles sobre mi tema, quiero agradecerles por otro año más de servicio a esta gran empresa y por compartir con todos ustedes los éxitos alcanzados.

Hoy les quiero compartir mi experiencia para estar siempre activos y desestresados en el trabajo.

En la empresa recién cumplí cinco años de trabajar como auxiliar de contabilidad, la mayoría de mi tiempo estoy sentado frente a la computadora.

Algo en mi interior me dijo que debía hacer un cambio para soportar mi jornada diaria y el hecho de estar sentado todo el día.

Empecé a preguntarle a mis compañeros qué era lo que hacían para mantenerse desestresados y aguantar la rutina diaria.

Unos me dijeron que con un par de cervezas se aguantaban mejor los días de trabajo, a otros que les gustaba leer el periódico después del trabajo, otros no hacían nada y el que más me sorprendió fue Pedro, el jardinero.

Pedro me dijo que corría todos los días treinta minutos a las cinco de la mañana, eso le ayudaba a estar relajado y desestresado en el trabajo.

Me sugirió que buscara una actividad física que me gustara y que empezara a realizarla.

Ya son más de cuatro años que llevo haciendo ejercicio, todos los días salgo a correr y los sábados practico natación.

Les recomiendo a todos hacer ejercicio, ya que es bueno para la salud y aporta muchos beneficios para nuestro organismo.

Les comento que el ejercicio diario ayuda a estimular el metabolismo, mejorar la circulación sanguínea, quemar calorías y eliminar el estrés.

Eleva ligeramente la temperatura corporal, lo cual contribuye a mantenernos despejados y relajados todo el día.

El ejercicio no es un lujo, ni una sencilla distracción, es una de las inversiones más importantes en salud que podemos realizar para lograr un buen estado físico.

Es recomendable que toda sesión diaria debe incluir tonalidad muscular, resistencia física y acondicionamiento cardiovascular. Todo esto se debe ir implementando poco a poco.

Desde que me ejercito, he sentido que me enfermo menos y me siento con más energía todos los días.

No quisiera preguntarles quiénes hacen ejercicio diario, me imagino que algunos sí lo hacen y comparten lo mismo que ahora les estoy contando.

Quiero terminar mi exposición diciéndoles: el cuerpo que se nos ha otorgado es sagrado y es nuestro valioso templo, nos fue dado para toda la vida, por lo que se encuentra bajo nuestra entera responsabilidad.

Lastimosamente muchos no llegan a apreciar el bienestar físico que tienen hasta que lo pierden.

Con todo respeto, les digo: empiecen a cuidar su estado físico y muy pronto se darán cuenta de los beneficios que esto les puede traer en otras áreas de su vida.

Muchos éxitos a todos y Feliz Navidad.

— ¡Aplausos!

— ¡Bravo, Juan!

— ¡Buena exposición!

— Gracias por tu plática, Juan. Todos los años entregamos medallas como reconocimiento de una buena disertación. Te has ganado la medalla de: "Ejemplo a seguir".

¡Démosle a Juan Soler otro caluroso aplauso!

— ¡Aplausos!

— Ya estoy más animado a hablar sobre el vegetarianismo en mi exposición.

Qué buena exposición la de Juan. Fue breve, concisa y al punto. A ti te va a ir bien, también.

— Gracias a todos por sus aplausos, a continuación les presentamos a Larissa Reyes, ella es vendedora corporativa y la noche de hoy nos va a hablar sobre el correcto manejo del tiempo.

¡Denle un caluroso aplauso!

— ¡Aplausos!

— ¡Bravo, Larissa!

— Gracias a todos por esa bienvenida, por la plática anterior me doy cuenta que predomina el tema de cómo ser mejores seres humanos y sobre cómo estar en buena condición física.

Me sorprendes, Juan, ahora comprendo el origen de entusiasmo y la energía que se percibe en tu trabajo.

Hoy me animé a subir a este escenario y compartirles a todos mi experiencia.

Para ser un buen vendedor, para sobresalir en varios aspectos de la vida, debemos aprender a administrar correctamente el bien más preciado que todos tenemos.

Este bien se agota y ya no vuelve más, vale más que el oro, no lo podemos tocar, no se puede ahorrar, no retrocede, es imposible de recuperar, pero sí lo podemos controlar.

Ese bien tiene un nombre: es el tiempo.

Una vez dijo Charles Darwin: "Un hombre que se atreve a desperdiciar tan sólo una hora de su tiempo, aún no ha descubierto el valor de la vida".

Todos tenemos 24 horas al día, la forma en que distribuimos esas horas es vital para nuestra vida.

Debemos estirar el tiempo para distribuirlo con la familia, el trabajo, la lectura, el descanso, el ejercicio físico, como lo acaba de mencionar Juan en su plática, el entretenimiento, los amigos, la relajación y el desarrollo y superación personal. Por mencionarles algunos ejemplos.

Uno de los grandes problemas de la sociedad actual es la falta de tiempo que tenemos para dedicarle a todas nuestras actividades. En la empresa me doy cuenta cómo la mayoría de personas siempre están ocupadas, corriendo para terminar sus actividades. Esa es la rutina de todos los días.

Muchos nos sentimos abrumados por la gran cantidad de cosas que tenemos que hacer, entonces nos disponemos a trabajar más duro, ¿qué resultado creen que ocasiona eso en nuestras vidas? Provoca que nos sintamos más agobiados de lo que estábamos antes.

Estar en un estado de preocupación todo el tiempo, tarde o temprano, nos llevara a perder el control de nuestra vida y comenzaremos a sentirnos víctimas de las circunstancias.

Pero todo esto tiene una solución, debemos aprender a administrar correctamente nuestro tiempo.

La administración personal de nuestro tiempo nos permite priorizar y jerarquizar nuestra lista de pendientes, definir cuáles cosas no debemos hacer y cuáles no nos generan valor.

Piénsenlo de esta manera, cada minuto que desperdiciamos durante el día, es un minuto que nos estamos robando a nosotros mismos.

Detengamos por momentos nuestra vida para planificar lo que queremos hacer en el día, en la semana, en el mes y en el año. Debemos ser amos del tiempo en vez de ser su esclavo.

Organizar y poner en orden nuestra vida, nos llevará a experimentar una sensación de equilibrio en todo nuestro alrededor, de tranquilidad y de calma.

Ahora ya saben que debemos aprender a administrar nuestro bien más preciado, con esto lograremos organizar cada aspecto de nuestra vida y como resultado obtendremos mayor felicidad y satisfacción en todo lo que hagamos.

Aprendamos a administrar nuestro tiempo y tendremos una vida más tranquila, saludable y exitosa.

Les deseo a todos lo mejor y un feliz año nuevo. Que entre sus propósitos para el siguiente año, esté planificar mejor su tiempo.

Gracias a todos por su atención.

— ¡Aplausos!

— ¡Muy bien Larissa!

— Gracias por su exposición Larissa, sobre cómo administrar mejor nuestro tiempo, nos ha sido de gran utilidad a todos.

— ¡Vamos, mi amor! Te toca a ti. Sé que puedes lograrlo.

— A continuación tenemos la última exposición de esta noche, les presentamos a Rafael del Águila, novio de nuestra compañera Julie Asturias, que nos va a hablar de las ventajas de una dieta natural.

¡Démosle un caluroso aplauso!

— ¡Aplausos!

— Gracias a todos por darme esta oportunidad. Ya nos platicaron de las ventajas de hacer ejercicio diariamente, de cómo administrar nuestro tiempo, ahora les voy a hablar de las ventajas de una alimentación natural.

Antes quiero pedirles el favor, que me ayuden con su participación.

¿Qué edad calculan que tengo?

— 26 años

¡Vamos no sean tímidos!

— 24

— Parece que Julie saliera con un joven, aparenta tener veinticinco años.

— 26 años

— Tiene cara joven, unos 25 años.

— 27 años.

— ¡Les comento que Julie, si escogió salir con un joven!

— Jajajaja.

— Pocos le atinaron a mi edad. Mi verdadera edad es veintiocho años.

¿Por qué creen que me miro más joven?

— ¡Es come años!

— ¡Es de familia, la juventud!

— ¡Porque hace ejercicios!

— ¿Alguien más?

— ¡Porque tiene cara de niño!

— ¡Jajajaja!

— Ese comentario ya me lo han dicho.

— ¡Porque come sano!

— ¡Muy bien! Alguien dio en el blanco.

¿Qué pasaría si les dijera que he descubierto la fuente de la eterna juventud?

— ¡Queremos saberla!

— ¡No es posible!

— ¡Sería un gran descubrimiento!

— ¡Díganos de qué se trata!

— Veo que si les interesa saberlo. A cualquiera nos gustaría saberlo.

Es impresionante lo que les voy a decir. La fuente de la eterna juventud la podemos encontrar llevando una dieta natural, dicha dieta natural también se conoce como la dieta vegetariana.

Les cuento a todos que nací vegetariano y tengo veintiocho años de no comer ningún tipo de carne, incluyendo carne blanca, mariscos, pescado y cualquier alimento que sea de origen animal.

Cuando les comento a las personas que no consumo carne, todas se extrañan. La mayoría me hace las siguientes preguntas: ¿come pollo?, ¿come pescado?, ¿y come mariscos? En estos tiempos todavía es inconcebible que alguien no coma carne.

¿Quiénes de acá comen carne? Levanten la mano.

Vamos, sin pena, que no los voy a regañar.

¡Se dan cuenta que son la mayoría!

¿Quiénes de los asistentes son vegetarianos?

Uno, dos y tres.

De los trescientos asistentes que hoy estamos acá, el 99% por ciento come carne y sólo uno por ciento es vegetariano.

Para todos es normal el consumo de carne todos los días, o varias veces a la semana. Al 99% por ciento les ha de parecer extrañas las personas que no lo hacen.

A lo largo del tiempo he escuchado comentarios como: "de las delicias que te estás perdiendo", "comer carne es lo más rico que hay en la vida", "no hay como un buen pedazo de filete asado", "no podría vivir sin comer carne". Todos tienen razón. La mayoría han sido acostumbrados a comer carne desde que nacemos. Acuérdense que el hombre es un ser de costumbre.

A mí me acostumbraron a no comerla y he podido vivir bien sin ella.

¿Por qué les estoy hablando de esto?

He estado investigando sobre los efectos de una dieta carnívora en el organismo. Me he dado cuenta que es la causante de muchas enfermedades a largo plazo.

Como puedo ver, la mayoría de personas en el público tiene entre treinta y cuarenta años. En esa edad, normalmente no nos preocupamos de las enfermedades que podamos padecer en el futuro, todavía estamos en la plenitud de la vida.

Nuestro cuerpo es tan maravilloso que soporta todo lo que le ingresamos sin quejarse.

El problema viene más adelante, cuando pagamos todo lo que ingerimos de más a nuestro organismo.

16

8:00 PM

Exponiendo sobre las ventajas de una dieta natural

Si corre, no lo comas.

JOHN HARVEY KELLOG

Los beneficios para salud de una dieta vegetariana son múltiples. Una persona vegetariana tiene menos riesgo de enfermarse. Como ejemplo les cuento que en todo el año es raro que padezca de alguna enfermedad viral, si mucho sufro de una gripe leve.

Se ha demostrado que una dieta vegetariana nos mantiene sanos, vivaces, con energía, con buen temperamento y lucidez mental.

Una vez, dijo el famoso escritor español, Miguel de Cervantes: "La alimentación de los hombres superiores está basada en frutas y raíces crudas".

Y dijo Albert Einstein: "Ya sólo con su influencia física sobre el temperamento humano, la forma de vida vegetariana podría influir muy positivamente sobre el destino de la humanidad".

Son varias personas famosas que se han pronunciado a favor de una dieta vegetariana en el transcurso de la historia.

Aparte de todas estas ventajas, he descubierto un milagro. Al principio de la plática, la mayoría me dijo que me miraba más joven, o que aparentaba menos edad.

A todos les doy la razón, pero no sólo yo me puedo ver así de joven, ¡todos podemos vernos jóvenes!

La mejor dieta que podemos llevar es la que incluye todo tipo verduras, frutas, semillas y granos. El secreto de la eterna juventud está en nuestra alimentación con alimentos vivos.

Estos alimentos fueron creados para nuestro consumo, se encuentran en un estado fresco y tienen aspecto sano, robusto y vivo.

Debemos procurar que la mayoría de nuestra dieta incluya alimentos vivos, ya que estos le darán vida a nuestro cuerpo. También tenemos los del otro bando, los alimentos muertos.

Todos hemos agregado a nuestra dieta diaria, alimentos muertos, sin darnos cuenta. Estos son todos los alimentos vivos que han sido alterados, haciendo que duren el mayor tiempo posible y que sean adictivos para el consumidor.

Para la producción de estos alimentos, normalmente, los fabricantes le agregan grandes cantidades de azúcar, grasas creadas por el hombre, conservantes, aditivos alimentarios, agentes decolorantes y demás componentes químicos.

A estos productos artificiales no les podemos llamar alimentos, ya que no aportan ningún tipo de nutrientes al cuerpo. Entran en nuestro cuerpo como si fueran extraños intrusos.

Todo alimento muerto es aquel que ha sido procesado de forma industrial, entre ellos se incluyen carnes procesadas, galletas, pasteles, hamburguesas, snacks, cereales, bebidas artificiales, comida rápida, etc.

Debemos reducir la ingesta de estos alimentos, ya que a la larga producen sobrepeso, causan enfermedades degenerativas, como la diabetes, enfermedades cardiovasculares y artritis. También causan fatiga, nos hacen propensos a desarrollar hipertensión y a tener un alto nivel de colesterol.

Por otro lado, los alimentos vivos nos protegerán de padecer: cáncer, enfermedades del corazón, enfermedades degenerativas, obesidad; nos agudizarán la mente, nos darán mayor energía y nos avivarán.

En nosotros está escoger el tipo de alimentos que preferimos consumir. Es tan lógico como decir que los alimentos vivos nos dan vida y los alimentos muertos nos conducen a la muerte.

Entre los alimentos vivos, les recomiendo consumir alimentos orgánicos. Estos son los que han sido producidos añadiendo al terreno solamente fertilizantes animales o vegetales. Se producen sin el uso de pesticidas artificiales y fertilizantes químicos.

Los alimentos orgánicos proporcionan una nutrición superior al ser humano, sin el daño de los productos químicos o las sustancias extrañas que pueden hacer estragos en nuestra salud.

Las frutas y verduras orgánicas tienen hasta un 40% más de antioxidantes que los vegetales convencionales.

No está de más decirles, que el complemento para siempre vernos jóvenes es cuidar nuestro cuerpo, mente y alma. Debemos mantener el equilibrio de estas partes de nuestro ser para siempre estar sanos, radiantes y puros.

Quiero terminar diciéndoles lo siguiente: lo mejor que podemos darle a nuestro cuerpo es: alimentarlo con nutrientes óptimos y él nos recompensará con una excelente salud.

Les dejo a ustedes el gran reto de reconsiderar una alimentación vegetariana, para el beneficio personal y el de nuestro planeta.

Les agradezco a todos esta oportunidad de haberles podido hablar. Les deseo que pasen una feliz Nochebuena al lado de su familia y que todas las metas que se propongan para el año nuevo, se cumplan.

¡Muchas gracias!

— ¡Aplausos!

— Le agradezco a Rafael, nuestro último expositor, por su impactante discurso.

Les agradecemos a los tres por sus aportes. Le pido a Rafael que permanezca aquí un momento y a Larissa que pase al frente.

Los dos se han hecho acreedores de la medalla: ejemplos a seguir. Larissa, aquí está tu reconocimiento, démosle un caluroso aplauso.

— ¡Aplausos!

Rafael, aquí está tu reconocimiento, aunque no eres parte de la empresa, te agradecemos tu aporte y te damos un caluroso aplauso.

— ¡Aplausos!

Pueden regresar a sus mesas, muchas gracias.

Queridos compañeros, dentro de unos minutos empezará nuestra rifa, les pedimos que estén atentos.

— ¡Felicitaciones, mi amor! Te luciste. Dejaste en qué pensar a todos los asistentes, ahora ya saben todos mis compañeros porque ya no me gusta comer carne. Entiendo tu punto de vista y lo comparto.

— Gracias, Julie, me siento satisfecho que te haya gustado mi exposición. Al principio me sentía nervioso, pero después me empezaron a fluir las palabras y se me fueron los nervios. Te diste cuenta, me sirvió bastante mi

papelito con las frases apuntadas de famosos vegetarianos.

Esta noche fue el estreno mundial de mi colección de frases. Gracias por inspirarme, como te dije anteriormente, esta plática fue dedicada a ti.

— Gracias. Te das cuenta que tienes más material para tu proyecto, tienes un buen discurso para iniciarlo.

Lo que no me has dicho es tu frase, ¿ya la pensaste?

— He estado pensando en ella y ya la tengo en mente, dice así: "La fuente de mi eterna juventud se la debo a no comerme a mis amigos los animales".

— Me gusta, realmente debemos respetar a todos los animales y no comérnoslos.

— Querido público, gracias por su espera, a continuación empezaremos con el sorteo anual de la empresa. Todos revisen debajo de sus sillas, porque hay premios sorpresa.

— Qué emocionante, lastimosamente no tengo nada bajo mi asiento, ¿tiene algo, Ingeniera?

— No tengo nada, Don Carlos, qué lástima que hoy no escogí la silla con premio.

— Compañeros, por acá tenemos un ganador, me salió un vale por una licuadora. ¡Qué alegre!

— Rafa, tú fuiste el ganador de nuestra mesa, hoy si fuiste premiado.

— Como se habrán dado cuenta, compañeros, una persona de cada mesa fue la ganadora de un artículo especial. Favor de pasar a la mesa de los premios para canjearlos inmediatamente. Felicitaciones a los ganadores.

Los demás no se queden tristes, ya que ahora viene el sorteo y todos tienen oportunidad de ganar. Todos miren su tarjeta de invitación, ahí está un número impreso único que los identifica en el sorteo...

17

9:00 PM

Algunas cosas importantes
que no mencioné en la plática

> Mientras nuestros cuerpos sean las tumbas vivientes
> de animales asesinados, ¿cómo podemos esperar
> alguna condición igual en la Tierra?
>
> LEÓN TOLSTOY

Para finalizar el evento, la Licenciada Edelmira Pinillos, Gerente de Recursos Humanos, compartirá unas palabras con ustedes.

¡Démosle un fuerte aplauso!

— ¡Aplausos!

— Gracias a todos por este gran recibimiento.

Esperamos les haya gustado esta cena que les organizamos con mucho cariño y dedicación.

Hoy es un día difícil para estar acá. A todos se les agradece su presencia.

Quiero cerrar nuestro evento hablándoles sobre mantener una mentalidad positiva en todo momento.

En el trabajo, con la familia, en el automóvil, cuando hablamos, en cualquier momento estamos pensando. Es la mente la que nos ayuda a planear y a lograr nuestras metas.

Gran parte del día nos la pasamos pensando sobre las actividades diarias que tenemos.

Pero alerta, debemos estar pendientes si los pensamientos que tenemos en cada instante son positivos o negativos.

Es fácil pensar en forma negativa, es fácil contaminar nuestra mente con las críticas y los chismes. Todo lo que entra por nuestros sentidos afecta nuestra mente.

La calidad de pensamientos se refleja en la actitud de cada persona. Si alguien se mantiene con una actitud negativa todo el día, su estado va a ser el de una persona derrotada, en cambio si nos mantenemos con pensamientos positivos, tendremos una actitud positiva todo el día.

No seamos esclavos de nuestra mente, aprendamos a dominarla y que trabaje positivamente para nosotros.

La mejor forma de saber si estamos teniendo pensamientos positivos es darnos cuenta de cómo nos sentimos. Los sentimientos están relacionados con los pensamientos. Si nos sentimos tristes, por nuestra mente pueden estar pasando pensamientos de tristeza.

Al momento de sentirnos mal, debemos cambiar automáticamente nuestros pensamientos por otros que nos llenen de positivismo.

Anteriormente les hablaron que es fundamental tener un cuerpo sano, ahora les digo que también es importante una mente sana.

Tomen en cuenta esto y tendrán un actitud positiva y exitosa ante la vida.

Recuerden que hay una familia esperándoles en casa, por lo que les recomiendo que manejen con cuidado de regreso.

En la empresa El Diamante, S.A. nos enorgullece contar con colaboradores tan especiales y entregados como ustedes. El éxito de cada año es debido a toda su entrega.

¡Propongo un brindis por el trabajo en equipo y por otro año más de éxito!

— ¡Salud!

— Les deseamos lo mejor para el año nuevo y que todos regresen recargados para continuar con éxito sus labores.

¡Feliz Navidad a todos!

— ¡Aplausos!

— Me gusto tu convivio, fue corto, alegre, entretenido y comimos rico. Aprendimos sobre temas interesantes y lo mejor de todo fue que expuse ante tus compañeros de la empresa.

— A mí también me gustó el convivio, este año duró menos que el año pasado. Fue breve, pero entretenido.

Me alegra que me hayas acompañado y que hayas enseñado con tu discurso.

— Preparémonos para salir, antes que se haga cola en el parqueo.

— Salgamos rápido, vamos por la primera puerta del lado derecho del salón, allí hay menos personas saliendo.

— Ya me está bajando la emoción que se siente al hablar en público y de exponer sobre un tema que me apasiona tanto.

Tenía tanto que decir.

— Te das cuenta que quién conoce sobre un tema, puede hablar en cualquier lugar, con cualquier tipo de público.

A ti se te facilitó más porque has vivido y experimentado el vegetarianismo toda tu vida.

— Por fin llegamos al parqueo, aquí nos tendremos que dividir. ¿Te parece que nos juntemos en mi casa a las diez y media para darle el abrazo de navidad a mi familia?

Luego nos vamos a darle el abrazo a tu familia y por último me regreso a mi casa para estar antes de la media noche.

— Sí, me parece, qué bueno que los regalos para tu familia ya los habíamos comprado y los tenemos escondidos en tu casa.

Te acuerdas de traerte los que compramos para mi familia.

— Tienes razón, entonces nos miramos en mi casa dentro de un rato.

— Sí, allá te miro.

— Se me olvidó decirte algo, gracias por invitarme a tu convivio, ha sido una de mis mejores experiencias en el año, lo mejor fue que la compartí contigo.

— Espero que todos los años puedas acompañarme, me gusta venir contigo.

— Así será, nos vemos dentro de un momento.

— ¡Adiós!

La gran cantidad de carros que salen del sótano hace que sea lenta la salida.

Al momento de exponer ante tantas personas, se siente que el tiempo no alcanza para decir todo lo que uno tiene pensado.

Si la conferencia es espontánea, hay peligro de que uno se olvide de algunos puntos importantes. Ahora recuerdo que me faltó por decir varias cosas importantes que las personas deben saber.

Se me olvidó decir que el olor corporal que expele una persona carnívora no es el mismo que el de una vegetariana. El sudor de un carnívoro tiene un olor más fuerte.

Tampoco les comenté, sobre el estado energético que tiene una persona que no consume carne, que todos los seres humanos tenemos un campo energético imperceptible para algunos y notorio para otros.

El estado energético es esa percepción inexplicable que sentimos de cada persona, es como se dice coloquialmente: "la vibra".

La vibración de un vegetariano está llena de energía pacífica y amorosa, esa energía se ve reflejada en el cuerpo, mente y espíritu.

La mirada de una persona que consume carne en exceso no es igual de armoniosa y pacífica que la mirada de alguien que no la ingiere.

Es inconcebible que cada día millones de personas den gracias al creador por los alimentos que tienen en su mesa, sin darse cuenta que se están comiendo los vestigios de seres que también gozan del derecho de vivir, como nosotros los humanos.

Aquí hubiera mencionado la frase que dijo Mahatma Gandhi: "Siento que el progreso espiritual nos demanda el que dejemos de matar y comer a nuestros hermanos, criaturas de Dios, y sólo para satisfacer nuestros pervertidos y sensuales apetitos. La supremacía del hombre sobre el animal debería de demostrarse no sólo avergonzándonos de la bárbara costumbre de matarlos y devorarlos, sino cuidándolos, protegiéndolos y amándolos. No comer carne constituye sin la menor duda una gran ayuda para la evolución y paz de nuestro espíritu".

Si todos los humanos no contribuimos para un mundo mejor, por lo menos deberíamos colaborar dejando de comer a nuestros amigos los animales.

Como dijo George Bernard Shaw: "Los animales son mis amigos, yo no me como a mis amigos. Los domingos vamos a la iglesia y oramos para tener más amor y paz y a la salida nos atiborramos de los cadáveres de nuestros hermanos"

El mundo está lleno de inconsistencias y crueldades. En cada persona está el cambio, para que la humanidad avance en su evolución.

Otro punto que hubiese sido importante mencionar, era sobre el olor tan fuerte que expele la carne cuando se cocina. Ese descubrimiento lo hice con Julie. Ella no se daba cuenta que cuando cocinaba carne y pollo, esto lo expelía.

Siempre le decía: ¿cómo puedes comer algo que huele mal? La carne huele mal, pero el pollo es el que expele el olor más escandaloso, así como los mariscos y el pescado, desde que los venden en el supermercado ya tienen mal olor.

Julie me decía que ella no sentía ese olor.

Me parecía extraño, pero es cierto, quienes consumen comida de origen animal, ya están acostumbrados al olor que expele y su olfato lo percibe como algo normal.

Ahora que Julie se está volviendo vegetariana está empezando a sentir ese fuerte olor que producen los alimentos de origen animal al ser preparados.

Si todos sintieran ese olor creo que nadie sería carnívoro.

Con todo esto que me hizo falta mencionar tengo material suficiente para otra conferencia.

Ya llegué a mi casa. ¡Hogar, dulce hogar! Después de un día tan atareado, no hay como estar en la casa.

— ¡Hola a todos! Ya vine.

— Hola Rafa.

— ¡Hola, madre!

— Pensamos que ya no ibas a venir.

— Ni te imaginas todo lo que me ha pasado el día de hoy, es toda una novela.

— Hola, hijo.

— Que tal, padre. ¿Mis hermanos donde están?

— Ahí están, cada uno en su cuarto.

— Voy a ir a saludarlos.

— ¡Que tal, Carmen! ¿Cómo va todo?

— Qué pasó, Rafa.

— ¿Qué estás haciendo?

— Empacando mis regalos. Te veo en un rato, porque no puedo enseñarte lo que estoy empacando.

— Hay te recuerdas que a mí solo me gusta recibir buenos regalos.

¿Dónde está Carlos?

— También en su cuarto, empacando regalos.

— Que tal vos, ¿como estás?

— Bien, todo bien.

— ¿Estás igual que Carmen, empacando regalos a última hora?

— Sí, ya regresamos tarde de comprar, hasta ahora nos dio tiempo de empacar.

— ¿Dónde está mi regalo?

— ¡Ese se me olvidó! Jajaja

— ¡Ese es el mejor que debiste haber comprado!

Dentro de poco sabremos.

— Ahora regreso, que tocaron el timbre, puede ser Julie.

— Bueno.

— ¡Es Julie, ya viene Julie!

Hola Julie, pasa adelante. Te tardaste en venir.

— Tomé otro camino y encontré un poco más de congestionamiento.

— Hola, Julie, Feliz Navidad.

— Gracias, Doña Esmeralda, igual para ustedes.

— Feliz Navidad, Julie, que la pase bien.

— Gracias, Don Alberto, le deseo lo mejor.

— Fíjense que solo estoy de pasada. Vine a desearles Feliz Navidad y a darles los regalos de parte de nosotros dos.

— Que tal, Julie

— Que tal Carmen, ¿cómo estás?

Se miran bien ocupados, ¿Qué estaban haciendo?

— Empacando regalos, nos atrasamos por irlos a comprar hasta el día de hoy.

— Entonces a terminar. Les quería dar su abrazo navideño.

— Gracias, Julie. Feliz Navidad, que Dios te bendiga.

— Rafa fue a traer los regalos que les vamos a dar.

— Los vamos a dejar debajo del árbol de navidad, para que los abran a media noche.

— Gracias.

— ¿A qué horas compraron tantos regalos?

— Eso es sorpresa, Doña Esmeralda.

Lo importante es que la pasen alegre en familia y que reine siempre la paz y el amor en su hogar.

18

10:00 PM

Julie revela porqué se hizo vegetariana

Los niños que crecen con nutrición de alimentos vegetales en lugar de carnes, tienen una ventaja de salud tremenda.

BENJAMIN SPOCK

— Con Rafa nos vamos a saludar a mi familia, entonces ya no los miro más tarde, por lo que les doy mis mejores deseos.

— ¿Te parece que nos vayamos a mi casa en tu carro y mañana venimos a tu casa a traer mi carro?

— Sí, me parece buena idea.

Ayúdame a meter todo esto en el baúl.

Es una ventaja que mi casa no queda tan lejos de la tuya, con tránsito normal tardamos veinte minutos, espero que hagamos el mismo tiempo.

— Hay que agregar unos diez minutos más de atraso por el congestionamiento.

— Cuéntame una cosa, mi amor ¿Qué tal te ha parecido el día? Ya estamos cerca de las doce.

— Todo ha sido espectacular, he tenido la oportunidad de divulgar mis vivencias a muchas personas, también hoy ha nacido la idea de enseñarlas a más personas.

— Has tenido un día interesante. Esos son los días en que uno siente que los ha vivido como si fueran últimos que le quedan.

— Fue un día muy satisfactorio y todavía queda tiempo por disfrutar.

— Hablando de otra cosa, recuerdo que cuando nos hicimos novios, platicamos sobre tus comidas favoritas y que no comías nada de carne. Para serte sincera, me pareció extraño cuando me contaste que eras vegetariano y cuando me dijiste que habías nacido así y que nunca habías comido carne.

Al igual que todas las personas que comen carne, me pareció inconcebible escuchar a alguien que no ha probado aunque sea un pedazo.

— Te recuerdas que me preguntaste extrañada, si la había probado aunque sea una sola vez.

— Sí, me pareció bastante extraño, en ese momento pensaba que era algo normal consumirla. Casi toda la comida lleva carne, la mayoría de comidas se preparan con carne y todos los menús de los restaurantes la incluyen en sus platos.

— Tú te quedaste tan asombrado como todas las personas que les cuento que soy vegetariano. Es cómico, porque me hiciste las preguntas de costumbre que siempre me hacen todos, ¿te recuerdas?

— Jajaja, sí lo recuerdo. Cuando me lo contaste, te pregunte si comías pollo y tú me dijiste que no, si comías pescado y me dijiste que tampoco, si comías mariscos y eso mucho menos, entonces te pregunte ¿qué era lo que comías? ¿Lo recuerdas?

— Por supuesto. Recuerdo que te dije que sí comía huevos y derivados de la leche, pero principalmente soya y sus derivados...

— También me acuerdo que a mi familia les costó aceptar que tuviera un novio vegetariano. Me molestaban bastante, me decían que en algún momento iba a parar igual que tú, comiendo hierbas.

Eso era algo que no pensaba cambiar en mi vida. Desde pequeña me enseñaron que la carne es nutritiva y hay que comerla para crecer sano y fuerte.

¿Sabes qué fue lo que me hizo reconsiderar mi forma de pensar?

— Eso nunca me lo habías dicho.

— Pues hoy te lo contaré, después de llevar más de seis meses juntos, noté cosas diferentes en ti.

— ¿Qué cosas notaste?

— Me di cuenta que te mirabas siempre radiante y joven, que nunca te enfermabas y que todos los días te mirabas "fresco como una lechuga".

— Jajaja. Eso de lechuga sí me dio risa, lo demás no sabía que lo habías notado, nunca me lo contaste.

— Se lo atribuyo a que no comes nada de "carne, ni pescado, ni mariscos, ni nada de procedencia animal", que no tienes ningún vicio y que cuidas bastante tu cuerpo.

— Si, reconozco que he hecho esto toda mi vida.

— Desde ese momento me propuse dejar de comer carne, poco a poco.

— Te digo que ha sido difícil, a veces se me hace agua la boca y siento la necesidad de comer un delicioso bistec.

Desde que me explicaste, que era un pedazo de cadáver lo que estaba comiendo, la disfruto cada vez menos. Mi olfato ha empezado a sentir los olores que emanan al cocinarla, algo que no sentía antes.

Ha sido un proceso largo, pero he tomado la decisión de seguir tu ejemplo y llevar una vida vegetariana.

— Son más los beneficios que los contras, todo lo que esté relacionado con cuidar nuestro templo, es recomendable hacerlo.

Para cuando empiece a dar exposiciones sobre el vegetarianismo y tú hayas dejado de comer carne por completo, voy a contar tu historia también. Me alegra todo lo que has hecho a la fecha, mi amor.

Te has dado cuenta, que en ningún momento te he forzado a hacer algo que no te parezca. Te he explicado lo favorable que es una dieta vegetariana y tú los has asimilado de buena manera.

De persona en persona se cambia el mundo. Si hoy, tú te vuelves totalmente vegetariana, estarás ayudándote a ti, al planeta y contribuyendo a salvar más vidas de nuestros amigos, los animales.

Son tantas las bendiciones que recibimos como seres humanos por respetar las vidas que Dios nos ha dado. Siendo vegetarianos estamos a favor de los mandatos que dejó nuestro creador.

— Me gusta tu filosofía. No se te olvide mencionar todo esto en tus pláticas. Ya no será sólo una persona la que se convierta, sino que podrás ayudar a más personas a querer preservar la vida de los animales.

— Tomaré en cuenta lo que me estás contando, encontraré la forma de decir todo lo que pienso y siento en palabras agradables, para que llegue correctamente el mensaje.

— Está interesante la plática, pero ya llegamos a mi casa.

Vamos a saludar a mi familia, recuerda que tienes que regresar a tu casa dentro de un rato.

— Hola, mamá, ya llegamos, vine con Rafa.

— Hola, Julie, ¿cómo les ha ido?

— Muy bien, fuimos al convivio de mi empresa y después pasamos a saludar a la familia de Rafa. Por cierto, todos te mandaron saludos.

— ¡Hola, suegra!

— Rafa vino a darles el abrazo de navidad.

— También vengo como Santa Claus, porque les traigo regalos, de Julie, míos y de parte de mi familia.

— Gracias, Rafa, no se te olvide mandarles un cordial saludo a tu familia.

— Les voy a dejar los regalos debajo del árbol de navidad.

— De una vez toma tu regalo Rafa, está debajo del árbol y también llévate el regalo que le mando a tu familia, el tuyo es el único de color rojo y el otro es azul.

— Muy amable. Les doy un gran abrazo y les deseo que pasen una Feliz Navidad y prospero Año Nuevo.

— Igual para ti Rafa. Le mandas mis saludos a tu familia.

— Bueno, aquí nos despedimos, acompáñame al carro, Julie.

— Vamos.

— Te agradezco por otra navidad que paso a tu lado. Este ha sido un día increíble y a tu lado lo fue aún más.

— Gracias, aprovecha la media noche para agradecer y meditar sobre tus nuevos propósitos.

— Así lo hare.

— ¡Feliz Navidad, mi amor!

— Feliz Navidad, que la pases bien al lado de tu familia.

— Hasta mañana.

— Adiós, te llamó después de media noche.

Faltan pocos minutos para que sean las once, son ya dieciocho horas las que llevo despierto y he realizado muchas actividades en el día. Ha sido un día fructífero, pero me siento un poco cansado. No estoy acostumbrado a acostarme tan tarde.

A pesar que es de noche, todas las calles camino a mi casa están llenas de automóviles. Me imagino que muchas personas también tienen familia y amigos a quienes visitar. Son tantas las familias que el día de hoy se juntan para disfrutar de una cena, para compartir una noche juntos y darse regalos.

Hoy he dedicado la mayoría del día para compartir los aspectos positivos de una dieta vegetariana con todas las personas con las que he hablado. Lastimosamente, hoy 24 de diciembre, se sacrifican más pavos de lo normal y aumenta también la demanda por otros tipos de carnes.

Hoy es un día para estar en familia, pero no e s un día alegre para la mayoría de animales que mueren, para que sus restos descansen en muchos hogares y sean disfrutado-sen la cena.

19

11:00 PM

Ayúdanos a reflexionar: Dios

> El hombre vulgar vive para comer,
> mas el sabio come para vivir.
>
> SAN CLEMENTE

No me debería preocupar por todo esto, pero no puedo dejar de pensar en la forma cruel en que actúa el ser humano para tener una rica cena de Noche Buena.

Recuerdo que el año pasado, Julie estaba contenta porque a su hermano le habían regalado un gran pavo de seis libras en el convivio de su empresa, fue un gran obsequio, tanto para él, como para los más de quinientos colaboradores que trabajan en su empresa.

Eso sucedió sólo en su empresa, ahora me pregunto: ¿Cuántos pavos más regalarán a los trabajadores de otras empresas?

¿Cuántos pavos más compran todas las familias para esta fecha?

Cada pavo que está perfectamente empacado para su larga duración, fue en su momento un bello y robusto animal que nació, creció, se alimentó, murió sacrificado y sirvió de alimento para otro ser.

Pero, ¿qué se puede hacer al respecto?, dicen que es rica la carne de pavo, que tiene poco contenido de grasa y que es un buen alimento.

...Por fin llegué a mi casa. ¿Qué estarán haciendo todos?

— Hola, madre, ya vine.

— Hola, hijo, ¿Cómo te fue en la casa de Julie?

— Bien, les mandó saludos la mamá de Julie y también este obsequio.

— Gracias, ¿les diste nuestro presente?

— Sí, también estaba agradecida y contenta.

— ¿Dónde está mi padre?

— Está viendo televisión.

— ¿Mis hermanos?

— Ellos parece que compraron un ciento de regalos, porque todavía están terminando de empacar.

— Voy a ir a hablar con Carlos.

Que tal, Carlos, ¿cómo va todo?

— Hola, Rafa.

— ¿Ya terminaste de empacar tus regalos?, o estás igual que Carmen, que no ha terminado aún.

— Ya terminé. Ya puse todos mis regalos debajo del árbol.

— Te tengo que contar algo, fíjate que el año que viene voy a empezar a dar pláticas sobre lo beneficiosa que es seguir una dieta vegetariana.

— ¡Que interesante! Eso es algo que hay que contar y divulgar por todos lados. En el hospital en donde estoy, como residente de cirugía, miramos de cerca los efectos negativos que tiene una mala dieta en la salud.

— Eso quería que me contaras, sobre algún caso en donde me puedas demostrar cómo afecta al cuerpo humano, la dieta carnívora.

— Te vas a sorprender, las cirugías que más realizamos son: apendicectomía y la colecistectomía, que es la extirpación de la vesícula.

— Explícame mejor, para que entienda.

— Lo que más operamos en el hospital es el apéndice y la vesícula. Te voy a hablar de la vesícula biliar, es un órgano pequeño ubicado debajo del hígado que tiene forma de pera. Almacena la bilis, que es un líquido amarillo-verdoso producido por el hígado y permanece ahí hasta que el aparato digestivo lo necesite.

La bilis es utilizada por el organismo para que el colesterol, las grasas y las vitaminas de los alimentos grasos sean más solubles y de ese modo puedan absorberse mejor.

El problema con la vesícula se da cuando se producen cálculos biliares, comúnmente conocidos como piedras.

— ¿Exactamente que son los cálculos biliares?

— Son depósitos de cristales que se forman en la vesícula o en los conductos biliares, o vías biliares.

— ¿Por qué se forman esos cálculos?

— Existen diferentes factores de riesgo, entre ellos se incluyen la vejez, predisposición genética, pero primordialmente, la obesidad. También está la dieta occidental: una dieta alta en colesterol y pobre en fibra vegetal.

El componente principal de la mayoría de los cálculos biliares es el colesterol.

— ¿Entonces, en qué ayuda la dieta vegetariana?

— En todo el tiempo que he estado en el hospital, no hemos realizado cirugía a ningún vegetariano por cálculos en la vesícula.

La mayor parte de los estudios señalan que los vegetarianos tienen menor riesgo de padecer cálculos biliares.

Esto es debido a que la mayoría de vegetarianos consumen más fibra y menos colesterol dañino.

Lo alarmante es que cada año, aproximadamente un millón y medio de personas en el mundo, se someten a una extirpación quirúrgica de la vesícula biliar

Recuérdate que la dieta no es la única que produce la muerte, son varios factores los que influyen. El colesterol es la base de la placa ateromatosa, que produce arterosclerosis, o sea, endurecimiento de las arterias, que a largo plazo producirá infarto al corazón o evento-cerebro vascular.

Cualquiera de estos dos factores, pueden ocasionar que la persona tenga complicaciones graves o en su extremo, producir la muerte.

— En palabras más claras, ¿Qué ocasiona el consumo elevado de colesterol?

— Una dieta alta en colesterol es una bomba de tiempo para el cuerpo. Parece algo inofensivo, pero no lo es.

— Decime si estoy en lo correcto, pero considero que debemos reducir el consumo de grasas y de carne animal.

— Estás en lo correcto, el colesterol proveniente de las carnes es dañino. El consumo excesivo puede convertirse en un factor de riesgo para diferentes enfermedades cardiovasculares. El exceso de grasa animal se acumula en la vesícula, produciendo los cálculos que te mencioné.

— Cuando me surjan más dudas te voy consultar, me ha sido de mucha ayuda todo lo que me has dicho.

Va a ser un buen aporte para la información que pienso transmitir.

— Cuéntame cuando tengas alguna otra duda.

— Gracias, hermano, te agradezco por tu ayuda y tu tiempo.

Te espero en la sala porque ya faltan pocos minutos para que sean las doce, recuérdate que hacemos nuestra oración quince minutos antes de la media noche.

Te miro abajo.

— Ya que estamos todos reunidos y siguiendo nuestra tradición de cada año, de orar quince minutos antes de media noche, les pido que tomen su lugar y se pongan cómodos para empezar.

Primero voy a decir la oración en nombre de la familia, y luego cada quien hace su oración mentalmente.

— Estamos listos.

— Listos, padre.

— Empecemos entonces. Le damos gracias a nuestro querido Dios, por este día tan especial en el que podemos reunirnos como familia y compartir estos momentos de paz y amor.

Te pedimos que llenes de amor y felicidad a nuestra familia, que nos guíes en nuestro camino, para que cada uno siga la misión que tiene en esta vida.

Te agradecemos por las bendiciones que nos has dado en este año y te entregamos cada uno nuestras oraciones.

Este es el momento en que cada quien agradece por su cuenta.

"Gracias, Dios y gracias, Jesús, por este día tan especial que me han dado. Desde temprano te he pedido, Dios, que me guíes y me inspires. Hoy me he dado cuenta que me has revelado una gran verdad.

De todo corazón te pido perdón por cada ocasión en que he contribuido a que sean asesinados tus hijos, los animales.

Me he dado cuenta que el mundo está cegado ante la matanza en masa de los animales que se da cada día, con tal de complacer el insaciable apetito que tienen los humanos por la carne.

Tú has creado la naturaleza, el reino animal y el ser humano y los has creado para que cada uno cumpla su función en el planeta.

Te pido que ilumines al ser humano para que tenga consciencia del gran daño que ocasiona al reino animal y la naturaleza.

Tu amor es tan grande que has permitido dar vida al ser humano, mientras él la quita fácilmente en cada segundo que pasa.

Me pongo en tus manos para que me ayudes a divulgar los beneficios de no comernos a nuestros amigos, los animales.

Es momento de que el ser humano evolucione a un ser más espiritual, pero eso no lo podemos hacer mientras exista tanta matanza y crueldad.

Te agradezco por la vida que nos das a todos los seres que ocupamos este bello planeta, llamado tierra".

¡Que así sea!

20

12:00 AM

"La fuente de mi eterna juventud se la debo a no comerme a mis amigos los animales".

NOTAS

1. Joel Fuhrman, M.D, *Eat to Live: The Amazing Nutrient-Rich Program for Fast and Sustained Weight Loss* (Little, Brown and Company).

2. Brenda Davis, R.D., Melina Vesanto, M.S., R.D., *Becoming Vegan: The Complete Guide to Adopting a Healthy Plant-Based Diet* (Book Publishing Company).

3. Trifoliar: *¿Para qué ser vegetariano?* Restaurante Primavera. Ciudad San Cristóbal, Guatemala.

4. Artículo: *Iniciación a la dieta ovolactovegetariana.* Fundación Eroski, España. www.consumer.es

5. Colbert, Don, *Los siete pilares de la salud.* Casa Creación. Junio 2007. 320 p.

6. Seteven Bratman, *Health food junkies: Orthorexia Nervosa – The health food eating disorder.* Broadway. July 2004. 256 p.

7. Artículo: *Ortorexia: La obsesión por la comida sana.* Fundación Eroski. España. www.consumer.es

8. Test de Dr. Bratman para la Ortorexia, www.orthorexia.com.

BIBLIOGRAFÍA

COLBERT, Don. *Los 7 Pilares de la Salud.* Casa Creación. Junio 2007. 320 p.

WEIL, Andrew. *Eating well for optimum health.* Quill. 2001. 307 p.

Brenda Davis, R.D., Melina Vesanto, M.S., R.D., *Becoming Vegan: The Complete Guide to Adopting a Healthy Plant-Based Diet.* Book Publishing Company. Abril 2000. 281 p.

Joel Fuhrman, M.D, *Eat to Live: The Amazing Nutrient-Rich Program for Fast and Sustained Weight Loss,* Vook. Enero 2010. 304 p.

Sitios Web:

www.consumer.es
www.vegparadise.com
www.savvyvegetarian.com
www.mundovegetariano.com
www.paravegetarianos.com
www.defensanimal.org
www.eufic.org
www.orthorexia.com

Películas Recomendadas:

Earthlings   – www.earthlings.com
Super Size Me – www.super-size-me.morganspurlock.com
Food, Inc   – www.foodincmovie.com

DONACIÓN

Un porcentaje de los ingresos de la venta de este libro serán donados a la Asociación Guatemalteca: **Dar y Recibir en Guatemala.**

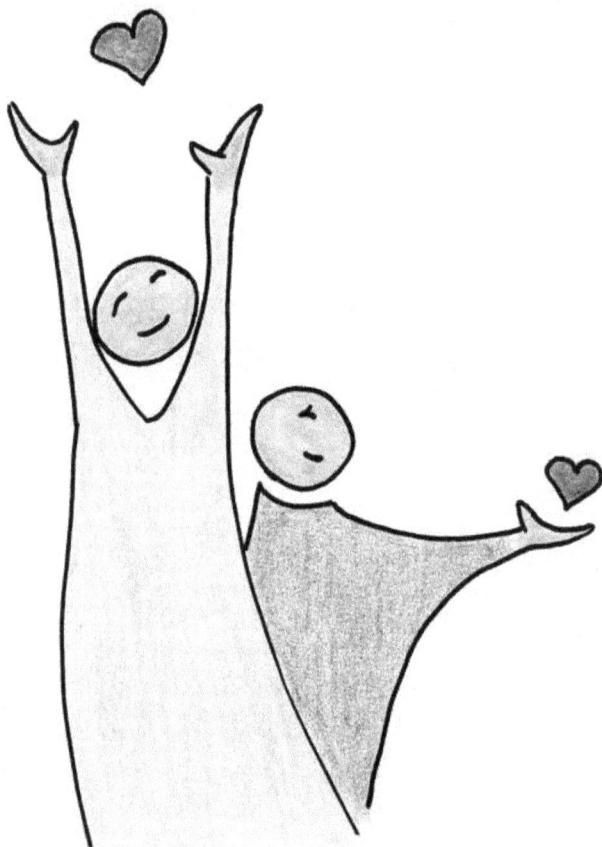

DaryRecibirEnGuatemala@gmail.com

www.ingramcontent.com/pod-product-compliance
Lightning Source LLC
Chambersburg PA
CBHW030006290326
41934CB00005B/239